René Lorenz
Dynamische Ultraschallanatomie
des Abdomens

Dynamische Ultraschallanatomie des Abdomens

Leitfaden für Klinik und Praxis

René Lorenz

200 Abbildungen

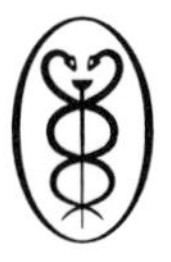

Hippokrates Verlag Stuttgart

Die Deutsche Bibliothek – CIP-Einheitsaufnahme

Lorenz, René:
Dynamische Ultraschallanatomie des Abdomens : Leitfaden
für Klinik und Praxis / René Lorenz. – Stuttgart :
Hippokrates-Verl., 1991
ISBN 3-7773-1003-4

Anschrift des Verfassers:

Priv.-Doz. Dr. med. René Lorenz
Radiologische Klinik
Klinikum Merheim
Ostmerheimer Straße 200
5000 Köln 91

Wichtiger Hinweis

Wie jede Wissenschaft ist die Medizin ständigen Entwicklungen unterworfen. Forschung und klinische Erfahrung erweitern unsere Erkenntnisse, insbesondere was Behandlung und medikamentöse Therapie anbelangt. Soweit in diesem Werk eine Dosierung oder eine Applikation erwähnt wird, darf der Leser zwar darauf vertrauen, daß Autoren, Herausgeber und Verlag große Sorgfalt darauf verwandt haben, daß diese Angabe dem **Wissensstand bei Fertigstellung** des Werkes entspricht.

Für Angaben über Dosierungsanweisungen und Applikationsformen kann vom Verlag jedoch keine Gewähr übernommen werden. Jeder Benutzer ist angehalten, durch sorgfältige Prüfung der Beipackzettel der verwendeten Präparate und gegebenenfalls nach Konsultation eines Spezialisten, festzustellen, ob die dort gegebene Empfehlung für Dosierungen oder die Beachtung von Kontraindikationen gegenüber der Angabe in diesem Buch abweicht. Eine solche Prüfung ist besonders wichtig bei selten verwendeten Präparaten oder solchen, die neu auf den Markt gebracht worden sind. Jede Dosierung oder Applikation erfolgt auf eigene Gefahr des Benutzers. Autoren und Verlag appellieren an jeden Benutzer, ihm etwa auffallende Ungenauigkeiten dem Verlag mitzuteilen.

Geschützte Warennamen (Warenzeichen) werden nicht besonders kenntlich gemacht. Aus dem Fehlen eines solchen Hinweises kann also nicht geschlossen werden, daß es sich um einen freien Warennamen handele.

ISBN 3-7773-1003-4

Printed in Germany 1991
Grundschrift: 10 / 12 Pkt. Times (System Linotype)
Satz: Sommer GmbH, 8805 Feuchtwangen; Druck: Kohlhammer, 7000 Stuttgart 61

Inhalt

Es ist besser,
eines ordentlich zu wissen,
als vielerlei halb.

(Matthias Claudius)
Aus: Tröstliche Weisheit, Ars Edition

Einleitung

Die rasante Verbesserung der Ultraschalltechnologie hat innerhalb eines Jahrzehntes zu einer erheblichen Zunahme der Anwendungsbereiche geführt, so daß heute keine Fachdisziplin mehr auf den Einsatz dieses Verfahrens verzichten kann. Im umgekehrten Verhältnis zur weiten Verbreitung der Methode steht nach wie vor ein deutliches Ausbildungsdefizit, welches die Aussagekraft dieser Methode noch immer limitiert. Sinnvoller Einsatz und Beurteilung des Sonogramms sind extrem untersucherabhängig, wobei neben detaillierten anatomischen Kenntnissen manuell-koordinative Fähigkeiten und nicht zuletzt »engrammierte« Erfahrungswerte in die Befunderhebung mit eingehen. Insbesondere ist die Beherrschung einer spezifischen Schnittbildanatomie grundlegende und unabdingbare Voraussetzung für ein erfolgreiches Arbeiten mit der Methode.
Im vorliegenden Text wird daher eine dynamische, anwenderorientierte Schnittbildanatomie des Abdomens aufgezeigt, die an Übungsskizzen vertieft werden soll.

Herrn *Albrecht Hauff*, Frau *Seiz* und Herrn *Feuerbacher* danke ich für die gewohnt gute Zusammenarbeit.

R. Lorenz, Frühjahr 1991

I

Voraussetzungen für ein »erfolgreiches« Sonographieren

1. Anamnese, klinischer Befund bzw. körperliche Untersuchung

(Klinisch-bildmorphologisches Untersuchungskonzept!)

2. Patientenvorbereitung

- Untersuchung möglichst frühmorgens.
- Patient nüchtern.
- »Entschäumung«: Vorbereitung mit Dimethicon (z. B. Lefax®).

Merke: Polysiloxanderivate erreichen Magen und proximalen Dünndarm. Distaler Dünndarm und Kolon bleiben meist unbeeinflußt!
Bei ausgeprägter Darmgasblähung zur Wiederholungsuntersuchung bzw. bei »Problempatienten« (z. B.: Adipositas, Aerophagie) zweckmäßigerweise kombinierte Vorbereitung mit Entschäumer und Laxans und ggf. flüssige Ernährung am Vortag der Untersuchung. Meidung knoblauchhaltiger Gerichte, kein Zigarettengenuß.

3. Kooperation bzw. Patientencompliance

- Verständigung mit dem Patienten (Sprache, Schwerhörigkeit).
- Atemkommando (tiefe Inspiration mit Apnoe).

4. Lagerung

- Rückenlage mit leicht erhöhtem Kopfteil (15–20°), Arme hinter dem Kopf verschränkt.
- Rechtsseitlage bei schlecht einsehbarer linker Niere.
- Linksseitlage, Untersuchung im Stehen: V. a. Gallenblasenpolypen, bessere Pankreasdarstellung durch Tiefertreten des Querkolons (vereinzelt).

5. Ankoppelungsmedium

In der Regel Methylzellulosegemisch, alternativ Öl bzw. Wasser (unpraktikabel, da nicht viskös und schnell verdunstet); Alkohol bei offenen Wunden, Punktionen.

Merke: Kontaktgel vom Apotheker hergestellt in der Regel kostengünstiger als Industriezubereitungen.

▶ Rezept: Kontaktgel auf Methylzellulose-Basis

100 g enthalten:

Carbopol 940	0,33
Glyzerin	16,34
Triäthanolamin	1,30
Formalin	0,87
Aqua dest.	ad 100,00
	1000,0

(Der Formalinanteil kann durch H_2O ersetzt werden!)

Merke: Nicht am Kontaktmedium sparen!
Schallkopf nach Gebrauch vom Kontaktmedium reinigen, da eingetrocknetes Gel zu Schäden am Kunststoffapplikator führen kann!

6. Beleuchtung

- Kein Gegenlicht.
- Indirekte Beleuchtung.
- Leicht abgedunkelter Raum, nicht bei Tageslicht untersuchen.

7. Zeit und Ruhe

Die Ultraschalluntersuchung sollte nicht unter Zeitdruck erfolgen. Der Zeitaufwand ist vom Ausbildungsstand des Untersuchers abhängig.

Merke: Schnelle Gefälligkeitsuntersuchungen führen unweigerlich zu Fehlern!

▸ Richtwerte:
Von der DEGUM (= Deutsche Gesellschaft für Ultraschall in der Medizin) werden angegeben:
Zeitaufwand für die Ultraschalldiagnostik

Ärztliche Tätigkeit: ein Organ	15 min
jedes weitere Organ	je + 5 min
ultraschallgezielte Eingriffe bzw. besonderer	+ 15 min
untersuchungstechnischer Aufwand	+ 15 min

8. Systematischer Untersuchungsablauf mit kontinuierlicher Schnittführung

Merke: Keine Lücken entstehen lassen!
Trotz problemorientierter Blickrichtung niemals das Abdomen als ganzes vergessen!

9. Beherrschung des Gerätes (Gerätekunde!)

Betriebsanleitung, technische Details, Justierung des Betriebsmonitors für adäquate Dokumentation.

Merke: Gewünschte Helligkeit und Kontrast des Monitors mit Filzschreiber markieren, da diese Bedienungsknöpfe häufig beim Reinigen durch das Personal verstellt werden!

10. Klare Terminologie, keine »nebulöse Strukturanalyse«

- solide – zystisch, liquide – nicht definierbar.
- reflexreich – reflexarm – reflexfrei – gemischt reflexreich/ reflexarm.
- Schallauslöschung, Schallschatten.
- Wiederholungsechos bzw. Reverberationen (Luft!).

11. Kenntnis der Grenzen der Methode, Erlernen der eigenen methodenbezogenen Grenzen

12. Dokumentation

Kostengünstig sind Videoprinter bzw. Video-Band-Aufzeichnung. (Nachteilig bei der Videoaufzeichnung: zusätzlich Kamera bzw. Printer nötig, falls Bilder herausgegeben werden sollen.)

Merke: Erkennbare Strukturen dokumentieren, damit bei einer Prüfung auch nachvollziehbare Befunde vorgelegt werden können. Bilder nicht zu dunkel bzw. hell abziehen! Bildqualität hängt ab von Monitoreinstellung, Regulation der Verstärkung sowie Printeradaptation.

▶ Dokumentationsvorschlag (Normalbefund):

1. Längsschnitt durch die Aorta, li. Leberlappen, Pankreaskorpus, V. mesenterica sup. (Oberbauch).
2. Längsschnitt durch die V. cava, Lobus quadratus und caudatus der Leber sowie den Pankreaskopf (Oberbauch).
3. Subkostalschnitt rechts mit Gallenblase.
4. Beide Nieren längs.
5. Sonographische Leberpforte quer.
6. Pankreaskorpus quer.
7. Milz längs.
8. Blase, Prostata, Uterus, Adnexe längs bzw. quer.

Merke: Bei pathologischen Befunden – wenn möglich – mit erkennbarer Organzuordnung dokumentieren.

▶ **Normalbefunde – Oberbauch (Befundvorschläge)**

a. Sonographie des Oberbauches:
Normal große, glatt begrenzte Leber mit regelmäßigem Reflexmuster. Fokale echoabgeschwächte oder echoverstärkte Bezirke fehlen. Regelrechte Konfiguration der Leberpforte. Normaler Verlauf der intrahepatischen Gefäßstrukturen.

Gallenblase ohne Konkremente oder Polypen.
Normal großes, glatt begrenztes Pankreas mit altersentsprechendem Reflexmuster.
Lage, Form, Größe und Reflexmuster der Milz entsprechen der Norm. Beide Nieren – soweit bei der Untersuchung von lateral beurteilbar – ohne Raumforderung solider oder liquider Natur, Abflußbehinderung oder sonographisch faßbare Konkremente. Aorta und V. cava inferior unauffällig. Keine Lymphome, kein Aszites.
Beurteilung:
An den dargestellten Oberbauchorganen kein sonographisch faßbarer, pathologischer Befund.

b. Sonographie des Oberbauches:
Normal große Leber mit regelrechtem Reflexmuster ohne Nachweis sonographisch faßbarer Metastasen. Gallenblase ohne Steinnachweis. Normal großes, glatt begrenztes Pankreas mit regelrechtem Reflexmuster. Milz unauffällig.
Beide Nieren von lateral ohne Raumforderung, Abflußbehinderung oder sonographisch faßbare Konkremente.
Große Oberbauchgefäße regelrecht. Keine Lymphome, kein Aszites.
Beurteilung:
An den dargestellten Oberbauchorganen kein sonographisch faßbarer, pathologischer Befund.

c. Sonographie des Oberbauches:
Normal große, glatt begrenzte Leber mit regelmäßigem Reflexmuster. Fokale echoabgeschwächte oder echoverstärkte Bezirke stellen sich nicht dar. Regelrechte Konfiguration der Leberpforte und normaler Verlauf der intrahepatischen Gefäßstrukturen.
Gallenblase ohne Konkremente oder Polypen.
Keine Lymphome, kein Aszites.
Lage, Form, Größe und Reflexmuster der Milz entsprechen der Norm. Beide Nieren – von lateral dargestellt – ohne solide oder liquide Raumforderung, Abflußbehinderung oder sonographisch faßbare Konkremente. Aorta und V. cava inferior unauffällig.

Beurteilung:
An den dargestellten Oberbauchorganen kein sonographisch faßbarer, pathologischer Befund. Das Pankreas ist wegen Darmgasüberlagerungen nicht abgrenzbar.

d. Sonographie des Oberbauches:
Normal große Leber mit regelrechtem Reflexmuster ohne Nachweis sonographisch faßbarer Metastasen. Gallenblase ohne Steinnachweis. Pankreas wegen Darmgasüberlagerungen nicht abgrenzbar. Normal große Milz mit normaler Strukturierung. Beide Nieren von lateral ohne Anhalt für Raumforderungen, eine Abflußbehinderung oder sonographisch faßbare Konkremente. Große Oberbauchgefäße regelrecht. Keine Lymphome, kein Aszites.
Beurteilung:
An den dargestellten Oberbauchorganen kein sonographisch faßbarer, pathologischer Befund.

e. Sonographie der/des . . .:
Zusammenstellung bzw. Ergänzung je nach Untersuchungsablauf bzw. Körperregion (bei Teiluntersuchungen: z. B. Kleines Becken, Prostata, Adnexe).

II

Technische Hinweise

1. Auflösung

- Axiale Auflösung: abhängig von Schallfrequenz und Impulsdauer (1 mm bei 3,5 MHz),
- laterale Auflösung: abhängig von der Fokussierung (dynamisch: elektronischer Schallkopf, fixiert: mechanischer Schallkopf) <2–5 mm>.
- Schichtdickenauflösung: entspricht der Schichtdicke im Computertomogramm, bedeutsam für die Bildbrillanz, jedoch nur schwer meßbar. Schichtdicke in der Regel 1 cm.

Merke: Elektronische Konvex-Schallköpfe besitzen die beste Gesamtauflösung (Produkt aus lateraler und axialer Auflösung), mechanische Sektor-Schallköpfe die ungünstigste (ca. 1/4 des elektronischen Konvex-Schallkopfes) und somit auch die geringere Fokussierung!

2. Frequenz

Die Wahl des adäquaten Frequenzspektrums hängt von der Fragestellung ab. Es sind somit verschiedene Schallköpfe notwendig.

- Niedere Frequenz (1,6–2,25 MHz): hohe Eindringtiefe, geringe Auflösung,
- Mittlere Frequenz (3–4 MHz): mittlere Eindringtiefe, mittlere Auflösung <Standardfrequenz für Abdomenuntersuchungen>,
- Hohe Frequenz (> 5 MHz): geringe Eindringtiefe, große Auflösung <Weichteile: small parts>.

3. Graustufen

Graustufe = Echoamplitude = Brightness.
Die Amplitude wird verstärkt durch die Anzahl der Reflexe pro Bildeinheit (Pixel), abgeschwächt durch Absorption. Akustische Impedanz (»Dichte«) ist der Schallwellenwiderstand. Je größer der Impedanzunterschied einer Läsion zum umliegenden Gewebe, desto besser grenzt sie sich sonographisch ab.

Das menschliche Auge kann 16 Graustufen differenzieren, 64 oder mehr Amplitudenstufen eines Bildspeichers sind für uns nicht als Graustufen zu erkennen. Man sollte daher zweckmäßigerweise von Grautönen sprechen.

4. Histogramm

Reflexions- bzw. Amplitudenhistogramme sind die graphische Darstellung der Häufigkeitsverteilung von Reflexionsamplituden der Bildpunkte in einem definierten Meßbezirk. Es handelt sich somit um eine statistische Aufarbeitung nach der Häufigkeit einzelner Graustufen. Eine Gewebsklassifizierung ist *nicht* möglich, da der zu beurteilende Parameter »Grautonverteilung« variabel und vom Untersucher manipulierbar ist. Diese Ausstattungsoption ist daher in der Regel nicht notwendig.

5. Schallkeule *(Abb. 1)*

Entspricht der Form der Schallfeldgeometrie. Im Nahfeld laufen die Schallwellen parallel, annähernd zylindrisch, im Fernfeld divergieren

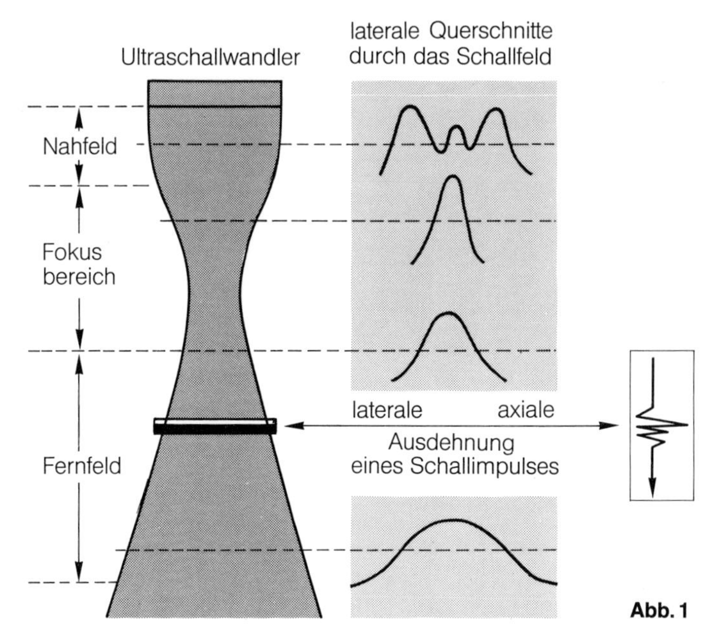

Abb. 1

sie trichterförmig. Im Übergangsbereich zwischen den beiden Feldern liegt der insgesamt vom Durchmesser her verjüngte Fokusbereich. Die Länge des Nahfeldes (Abstand Applikator/Fokusbereich) entspricht der Fokustiefe. In mittlerer Fokussierung liegt dieser Abstand für 3,5 MHz bei 8–10 cm, für 5 MHz bei 4–5 cm.
Es kann nur in das Nahfeld fokussiert werden. Die Fokussierung dient der Verbesserung der lateralen Auflösung! (s.o.)

6. Schallköpfe

Der Schallkopf (Transducer) ist Sender und Empfänger gleichzeitig. Es gibt mechanische und elektronische Schallköpfe, wobei heute zumeist Multielementköpfe (bis zu 576 Kristalle) mit gruppenweiser Anregung zum Einsatz kommen. Die Kristalle sind piezoelektrisch, d. h., durch Anlegen einer Spannung entsenden sie ein Hochfrequenzsignal.

▶ Schallkopfkonfigurationen *(Abb. 2a–e)*:
a. Parallel = linear array
b. Trapez
c. Convex = curved array
d. Sektor mechanisch
e. Sektor elektronisch = phased array

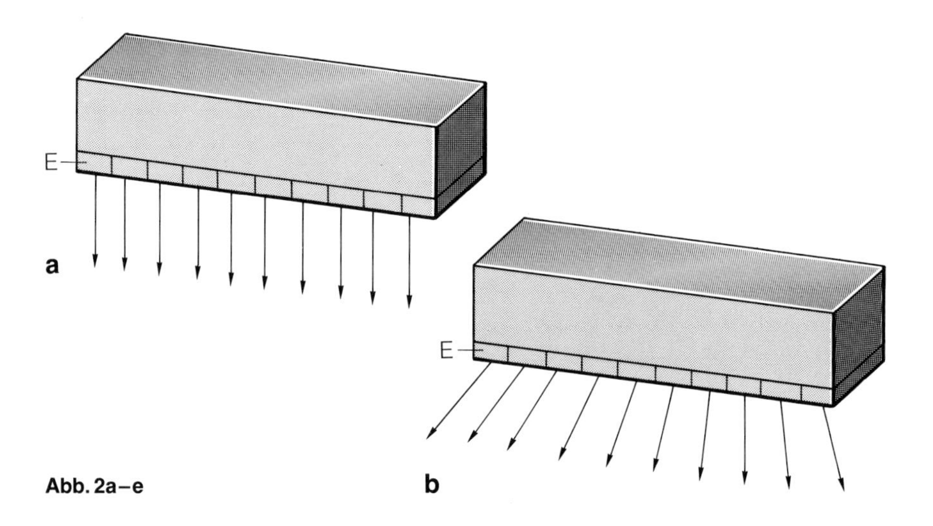

Abb. 2a–e

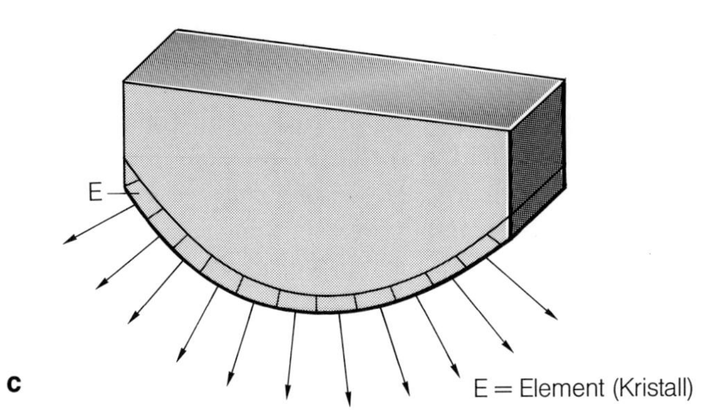

c

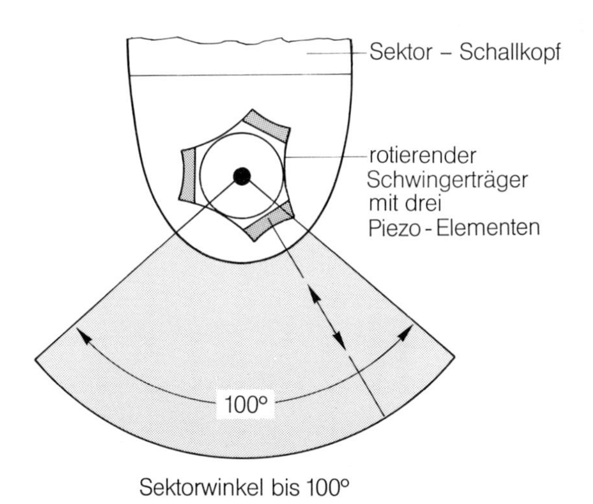

d

Sektorwinkel bis 100°

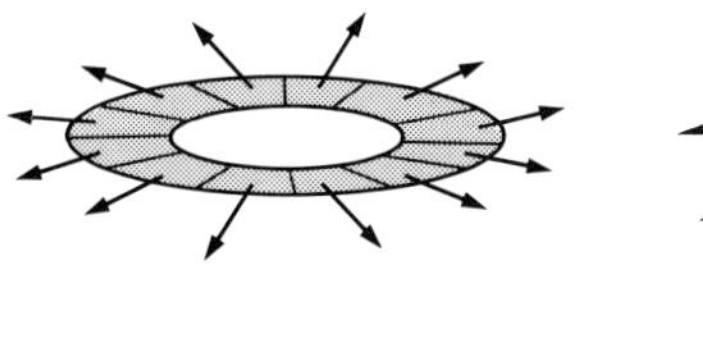

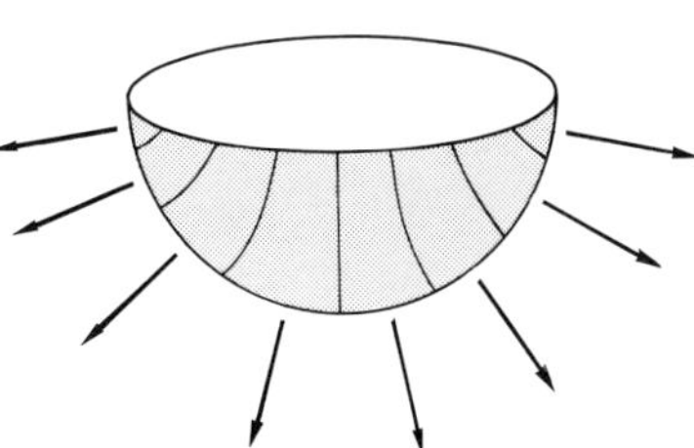

e

7. Verstärkung

Es handelt sich um ein apparatetechnisches, jedoch diagnostisch relevantes Kunstprodukt infolge reduzierter lokaler Abschwächung, da es, rein physikalisch gesehen, keine »Verstärkung« im Gewebe gibt. Die Regler für Gesamt-, Nah- und Fernverstärkung dienen einer homogenen »Ausleuchtung« des untersuchten Körperschnittes.

8. Vorlaufstrecke

- Flüssigkeits-Vorlauf: Wasser- oder ölgefüllte integrierte bzw. aufsteck- oder auflegbare Vorlaufstrecken zur Ankopplung und Verschiebung des Nahfeldes in günstigere Bereiche.
  Nur noch von Bedeutung für subkutane Veränderungen.

- Festkörper-Vorlauf: reflexfreies Gelkissen, welches an Vorder- und Rückfront mit Kontaktgel versehen wird, abwaschbar, wiederverwendbar.

Bedeutung: Ausgleich unregelmäßiger Oberflächen (z. B.: Gelenke, Halsregion, Leiste).

III

Schnittbildanatomie

1. Orientierung

Die Bildorientierung wird am Gerät mittels der Schalter »ЯR« (rechts/links) oder » ЯR « (oben/unten <nicht an allen Geräten vorhanden>) eingestellt. Das Monitorbild sollte für die konventionelle Dokumentation wie folgt eingestellt werden:

▶ Quer- u. Schrägschnitte *(Abb. 3a)*:
Links im Monitorbild *rechte* Patientenseite, rechts im Monitorbild *linke* Patientenseite (Orientierung also am Patienten!).

▶ Längsschnitte *(Abb. 3b)*:
Links im Monitorbild *kranial*, rechts im Bild *kaudal*.
Die meisten Schallköpfe besitzen Riffelungen, »Nasen« bzw. einen exzentrisch angebrachten Kabelansatz zur Orientierung. Anhand dieser auch ohne Sicht manuell möglichen Orientierung sollte die Geräteeinstellung »ЯR« erfolgen.

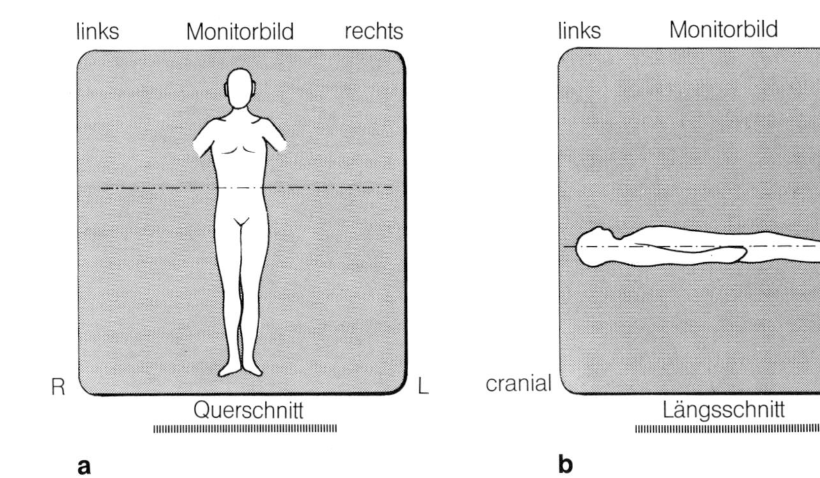

Abb. 3a/b

▶ **Orientierungshilfe** *(Abb. 4a, b)*

Rechts-links:
Bei querer Schnittführung wandert das Monitorbild bei Bewegung des Schallkopfes zum Untersucher hin von links nach rechts: Orientierung am Monitor korrekt! *(Abb. 4a)*
Bei gleicher Bewegung zum Untersucher hin wandert das Monitorbild von rechts nach links: Orientierung seitenverkehrt, Änderung der Taste »ЯR«! *(Abb. 4b)*

Kranial-kaudal:
Beim Längsschnitt wandert das Monitorbild mit Verschieben des Schallkopfes von kaudal nach kranial von links (Bildschirm) nach rechts: Orientierung korrekt! *(Abb. 4a)*
Bei gleicher Bewegung wandert das Monitorbild auf dem Schirm von rechts nach links: Orientierung verkehrt, Änderung der Taste »ЯR«! *(Abb. 4b)*

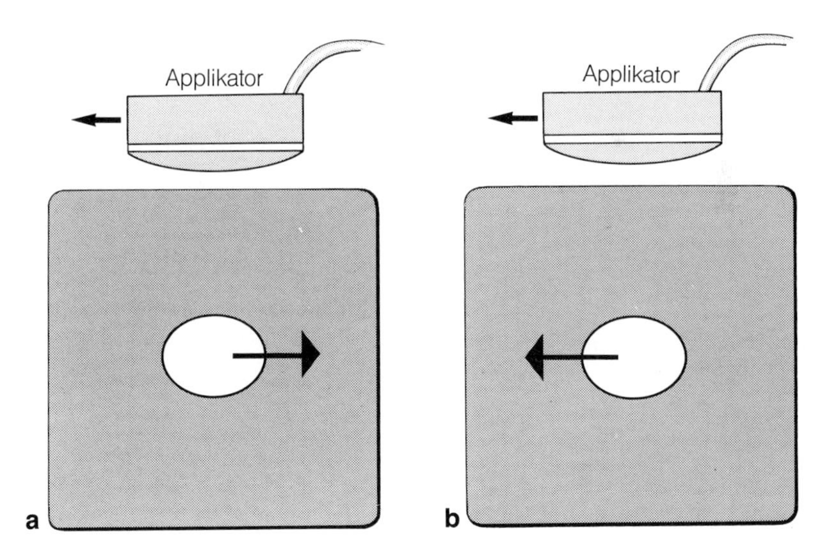

Abb. 4a/b

2. Untersuchungsgang, Systematik

Merke: Systematischer Untersuchungsablauf unabdingbare Voraussetzung für »lückenlose« Diagnostik! Fehlende Systematik führt leicht zum »Übersehen« wichtiger Details bzw. zu »Lochbrillendiagnostik« mit Fokussierung auf klinisch irrelevante Details (z. B. Gallensteine bei Lebertumor).

▶ **Untersuchungsstrategie – Abdomen** *(Abb. 5a bis 5k)*

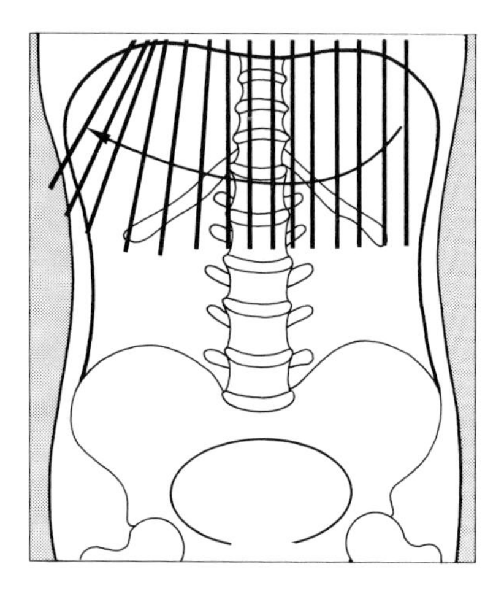

Abb. 5a

1. Schnitt, *(Abb. 5a)*
   Beginn im Längsschnitt linker Oberbauch soweit lateral als möglich (Magenfundus bzw. li. Leberlappen) mit fächerförmiger Durchmusterung von Leber, Pankreaskorpus/-kopf bis nach rechts subkostal. Hier im subkostalen Diagonalschnitt, Untersuchung des rechten Leberlappens incl. Gallenblase.
   Der Subkostalschnitt ist bei festgelegter Orientierung (linker Bildrand kranial, rechts kaudal) seitenverkehrt, ggf. Änderung über Taste » ЯR «. Jedoch nicht zwingend notwendig, da die Leber im weiteren Untersuchungsablauf in korrekter Orientierung im Querschnitt durchgemustert wird.

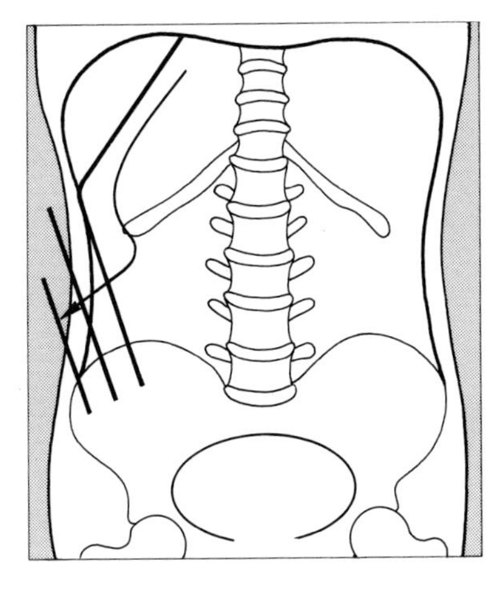

Abb. 5b

2. Schnitt, *(Abb. 5b)*
   Verschieben des Schallkopfes aus der schrägen subkostalen Achse in die Längsachse nach rechts kaudal lateral: rechte Niere im Längsschnitt von ventral bzw. bei Überlagerung durch die rechte Flexur von rechts schräg lateral (der obere Nierenpol liegt oben dorsal, der untere Pol ventral).

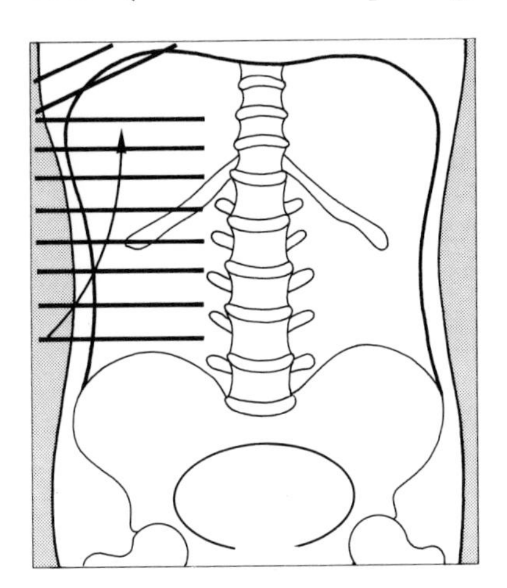

Abb. 5c

3. Schnitt, *(Abb. 5c)*
   Durchmustern der Niere im Querschnitt von ventral bzw. lateral zurück bis subkostal (rechter Leberlappen) in die »sonographische Leberpforte«. Schallkopfeinstellung: zur Körperlängsachse im Winkel von 20–30° kaudal angulierter Transducer.

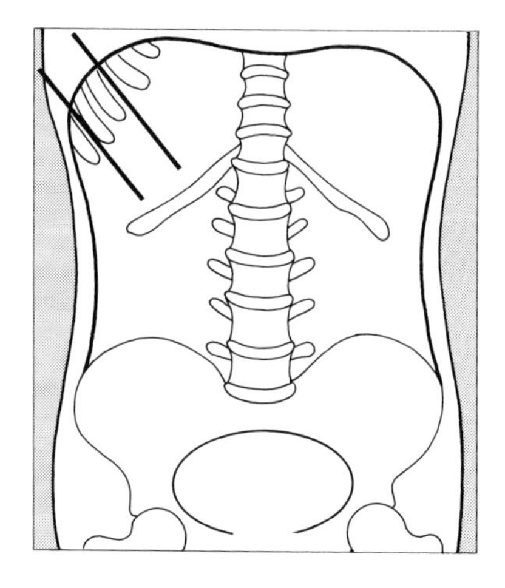

Abb. 5d

4. Schnitt, *(Abb. 5d)*
   Leber von rechts interkostal.

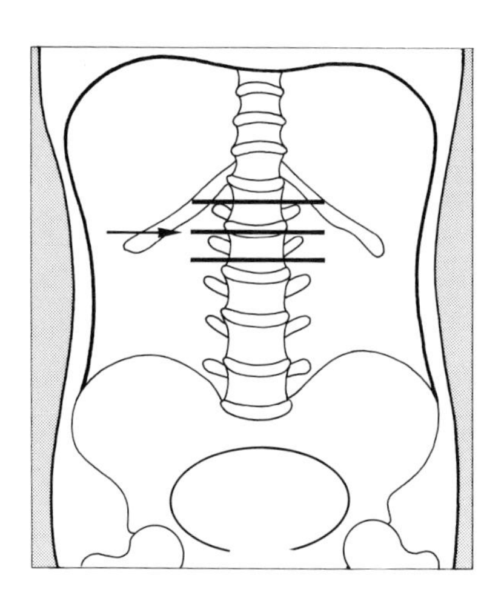

Abb. 5e

5. Schnitt, *(Abb. 5e)*
   Verschieben des Schallkopfes aus der »sonographischen Leberpforte« nach links medial in die Pankreaskorpusloge (gleiche Winkeleinstellung wie *Abb. 5c*).

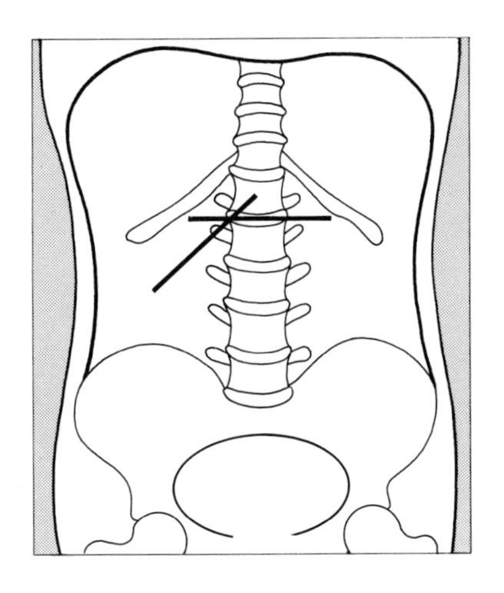

Abb. 5f

6. Schnitt, *(Abb. 5f)*
   Drehen des Schallkopfes im Gegenzeigersinn nach rechts kaudal, lateral zur Darstellung des Pankreaskopfes.

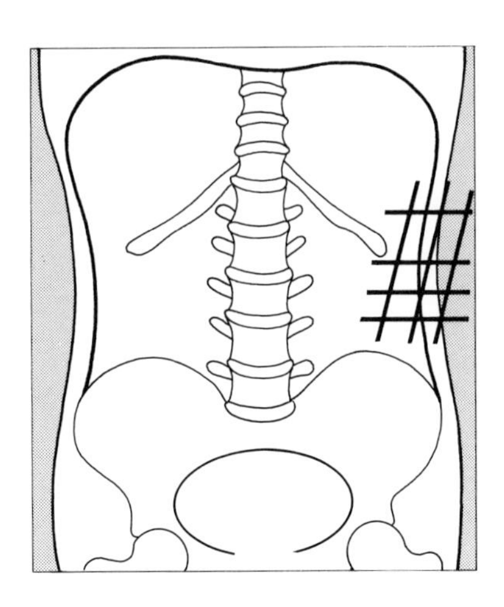

Abb. 5g

7. Schnitt, *(Abb. 5g)*
   Untersuchung der linken Niere im Längs- und Querschnitt von links-lateral (Nieren- und Milzachse schneiden sich in einem Winkel von ca. 10–15°).

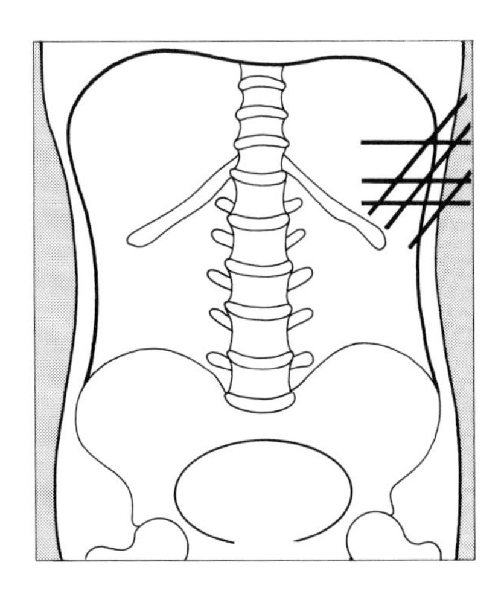

Abb. 5h

8. Schnitt, *(Abb. 5h)*
   Untersuchung der Milz und des Pankreasschwanzes in zwei Ebenen (Ankoppelung links laterodorsal).

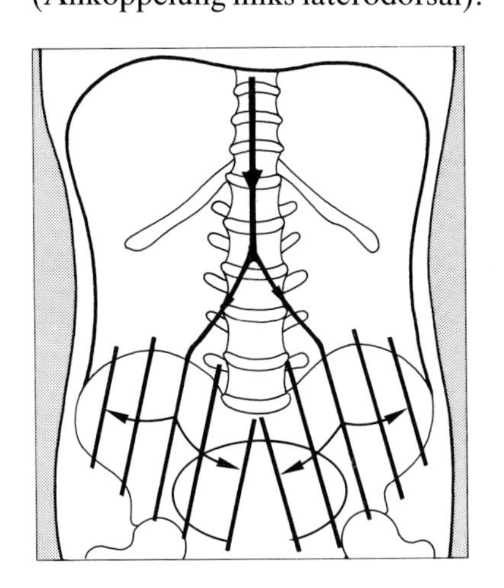

Abb. 5i

9. Schnitt, *(Abb. 5i)*
   Neuaufsetzen des Schallkopfes unterhalb des Processus xiphoideus mit Verfolgung der Bauchaorta bis zur Bifurkation (in Exspiration, da die Aorta näher unter die Bauchdecke tritt!). Verlängerung des Schnittes zur Beckenwand bis in Leistenhöhe. Fächerförmiges Durchmustern der Beckenwandstrukturen.

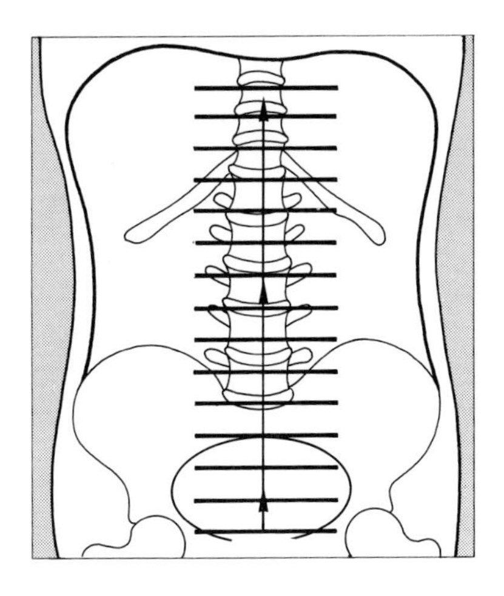

Abb. 5j

10. Schnitt, *(Abb. 5j)*
    Durchmustern des kleinen Beckens, von der Symphyse beginnend, im Querschnitt (gefüllte Blase!) zurück nach kranial durch die großen Gefäße (Aorta, Cava) bis in Höhe der Pankreasloge, bzw. linken Leberlappens.

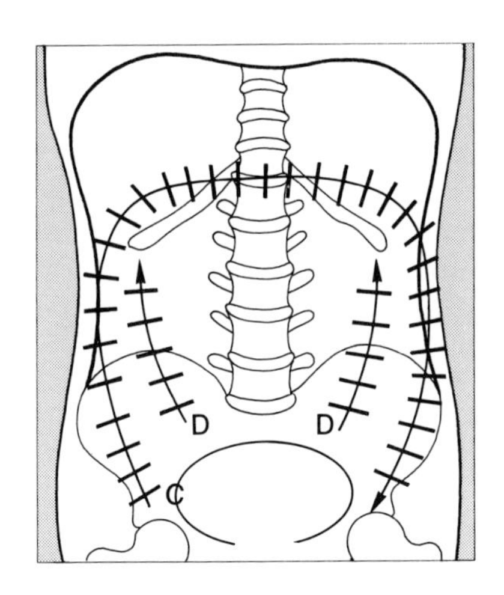

Abb. 5k

11. Schnitt, fakultativ, *(Abb. 5k)*
    Durchmustern des Kolonrahmens von rechts bzw. links (C). Untersuchung des Dünndarms quer von kaudal nach kranial (D).

3. Sonoanatomie des Abdomens

Linker Oberbauch längs (I)

Schnittführung

Längs; links lateraler Rippenbogen.

Organtopographie

Linker Leberlappen, Pankreasschwanz, linke Niere.

Merke
Linke Niere und Pankreas nur bei schlanken Patienten oder Kindern in dieser Schnittführung zu sehen!

Abkürzungen (Abb. 6)

Al	A. lienalis
Vl	V. lienalis
lL	linker Leberlappen
N	linke Niere
P	Pankreasschwanz

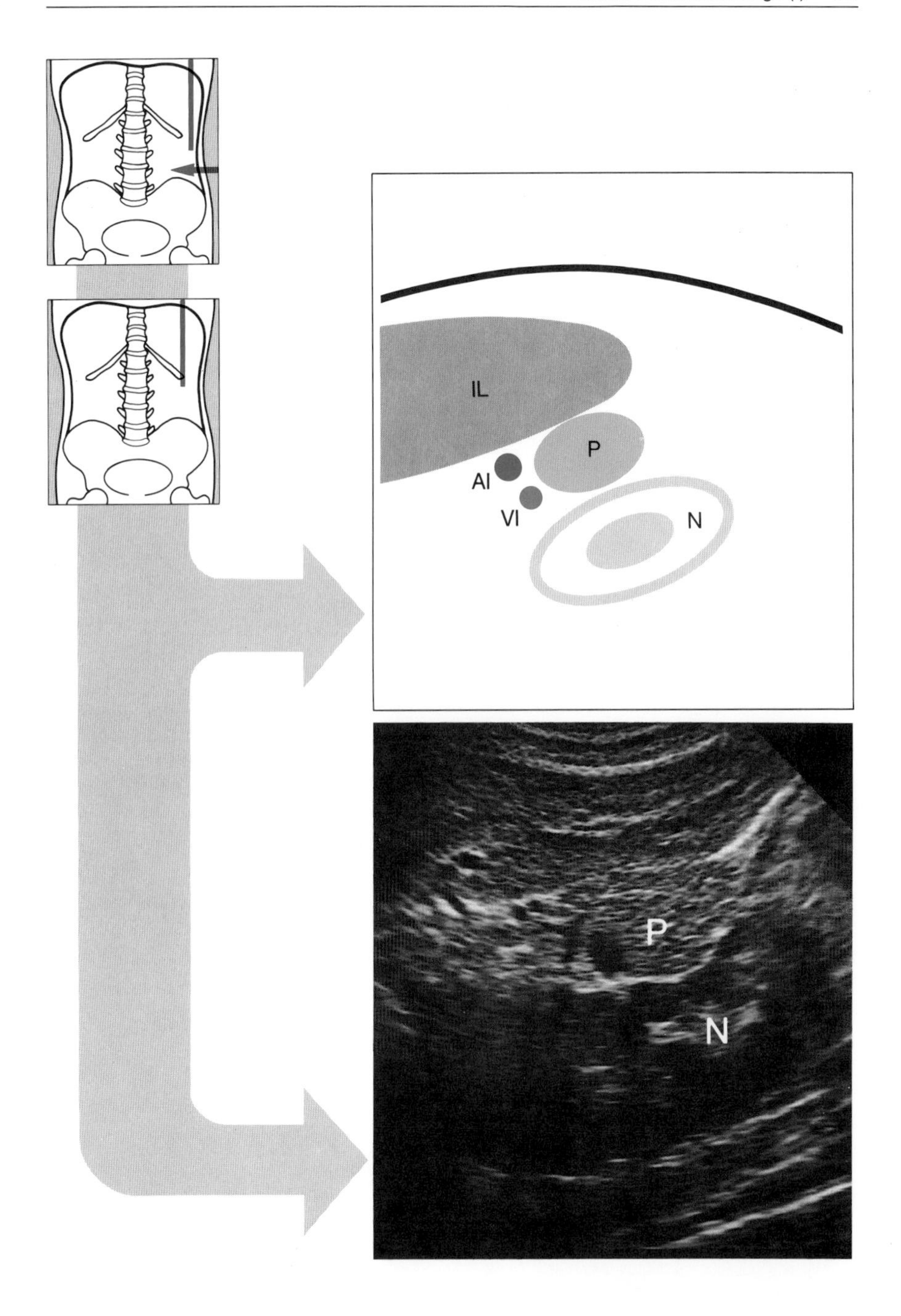
IL
P
AI
VI
N
P
N

Linker Oberbauch längs (II)

Schnittführung

Links lateraler Oberbauch.

Organtopographie

Übergang Pankreaskorpus/-schwanz, unterhalb des linken Leberlappens hinter dem Magen.

Abkürzungen (Abb. 7)

C Cardia
Co linke Colonflexur
lL linker Leberlappen
M Magenkorpus
P Pankreas

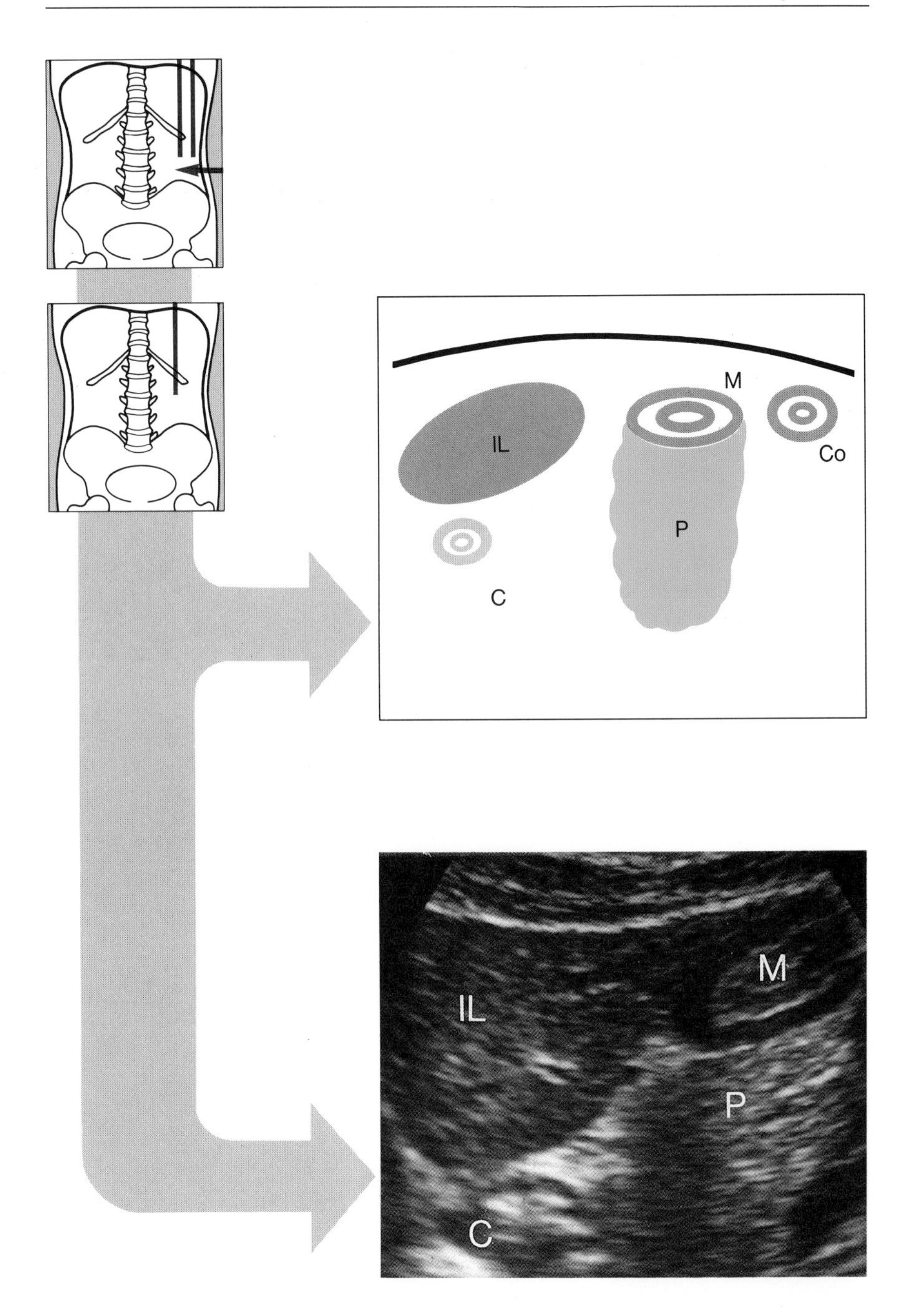
M
IL
Co
P
C
M
IL
P
C

Pankreaskorpus quer

Schnittführung

Links paramedian lateral.

Organtopographie

Pankreaskorpus hinter dem Magenkorpus unterhalb des linken Leberlappens vor der Aorta.

Orientierung

Pankreas hinter dem Magenkorpus.

Abkürzungen (Abb. 8)

A	Aorta
Al	A. lienalis
Co	linke Colonflexur
lL	linker Leberlappen
M	Magenkorpus
P	Pankreaskorpus
Vl	V. lienalis

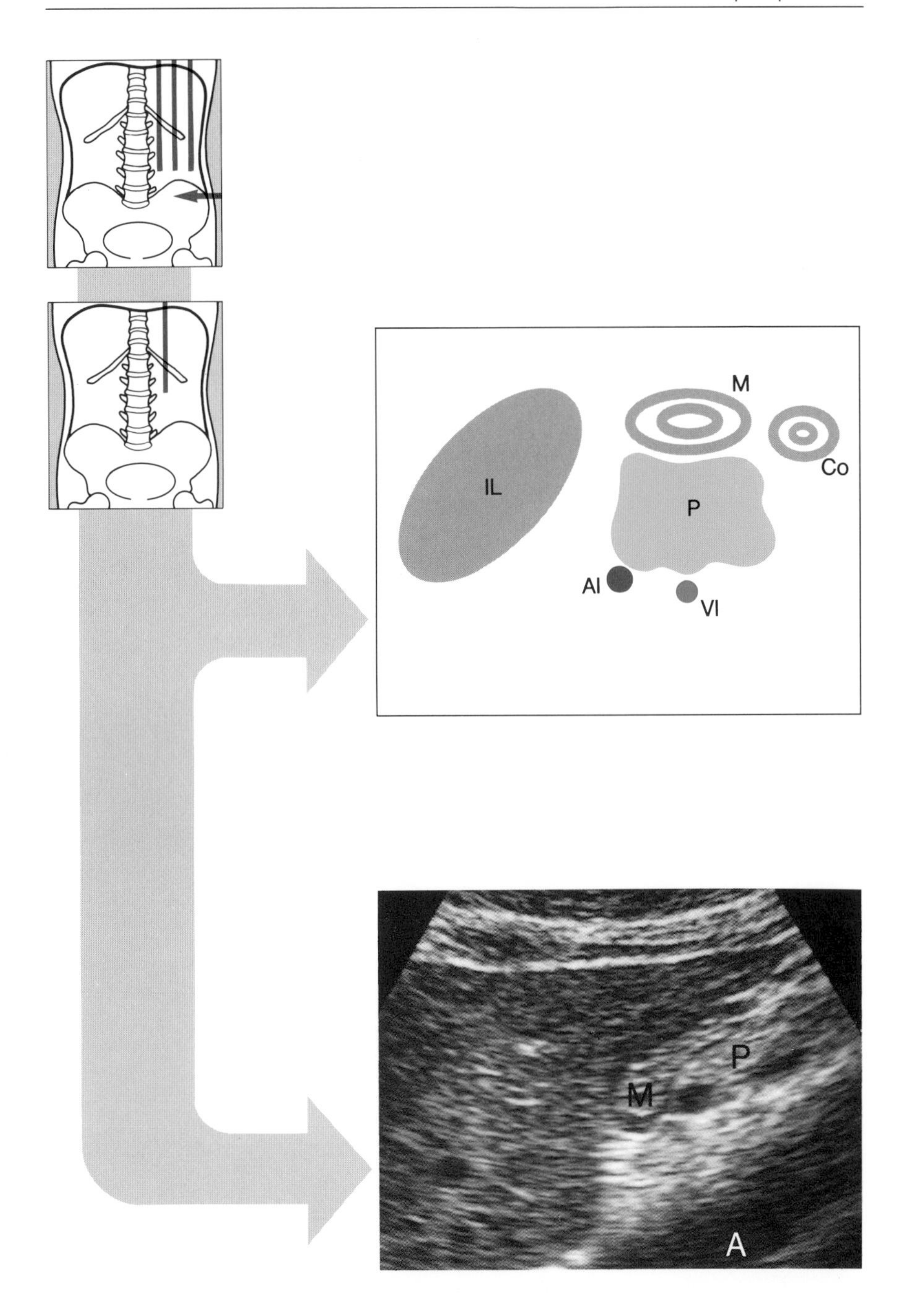
M
Co
IL
P
Al
Vl
P
M
A

Aorta abdominalis längs (I) (kranialer Abschnitt)

Schnittführung

Links paramedian.

Organtopographie

Aorta hinter dem linken Leberlappen, Kardiaregion.

Abkürzungen (Abb. 9a)

A	Aorta abdominalis
Ags	A. gastrica sinistra ◆
Al	A. lienalis ◇
C	Cardia
Di	Zwerchfell
lL	linker Leberlappen
P	Pankreaskorpus
Tc	Truncus coeliacus

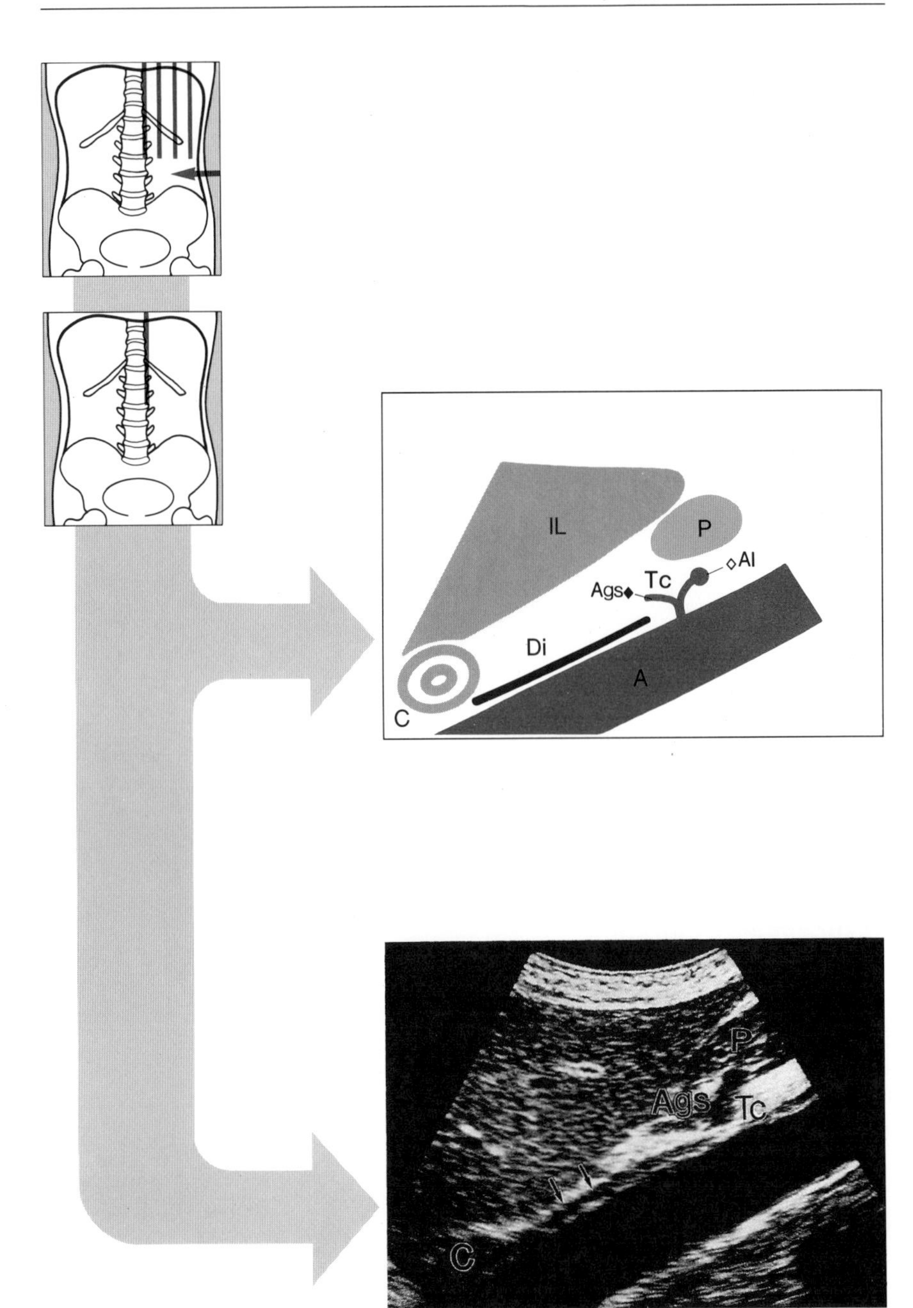
IL
P
Tc
Ags
Al
Di
A
C
P
Ags
Tc
C

Aorta abdominalis längs (II)

Schnittführung

Links paramedian (Rippenbogen) <kaudal I>.

Organtopographie

V. mesenterica superior ventral der Aorta, Pankreaskorpus quer.

Abkürzungen (Abb. 9b)

A	Aorta abdominalis
Al	A. lienalis
Ams	A. mesenterica superior
lL	linker Leberlappen
M	Magenkorpus
P	Pankreaskorpus
Tc	Truncus coeliacus
Vms	V. mesenterica superior
Vrs	V. renalis sinistra
WS	Wirbelsäule

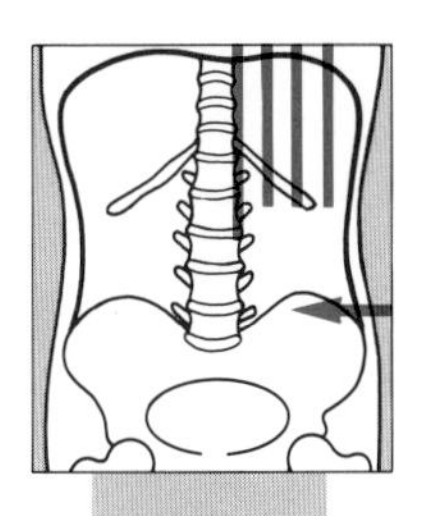

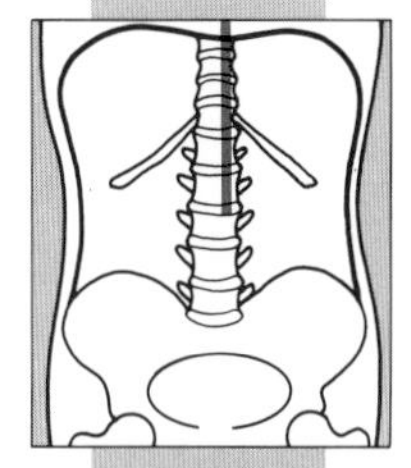

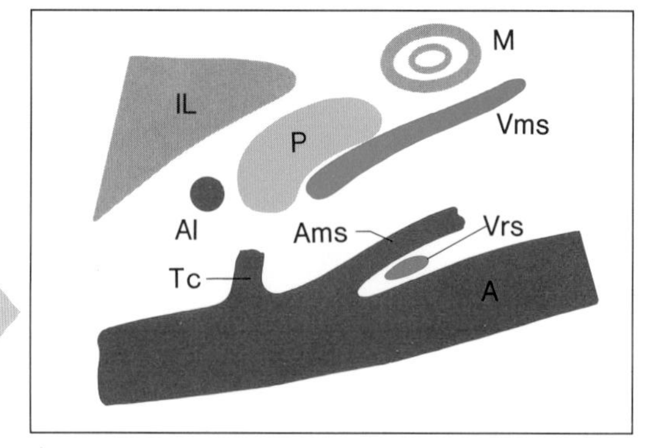
M
IL
Vms
P
Al
Ams
Vrs
Tc
A

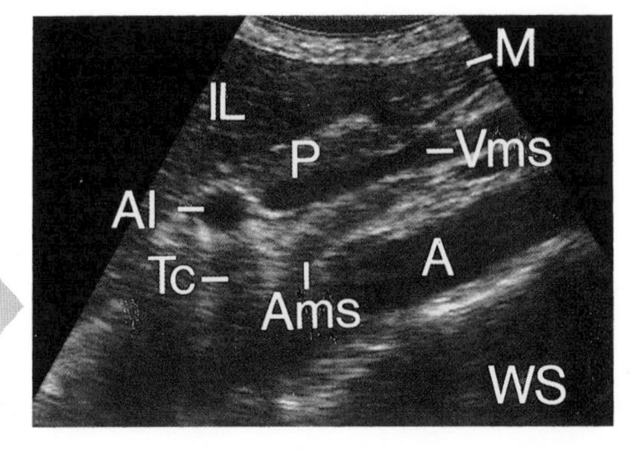
M
IL
P
Vms
Al
A
Tc
Ams
WS

Aorta abdominalis längs (III)

Schnittführung

Links paramedian (kaudal II).

Organtopographie

Linke Nierenvene und Pars horizontalis inferior duodeni zwischen Aorta und A. mesenterica superior.

Abkürzungen (Abb. 9c)

A	Aorta abdominalis
Ams	A. mesenterica superior
D	Duodenum
lL	linker Leberlappen
Vrs	V. renalis sinistra

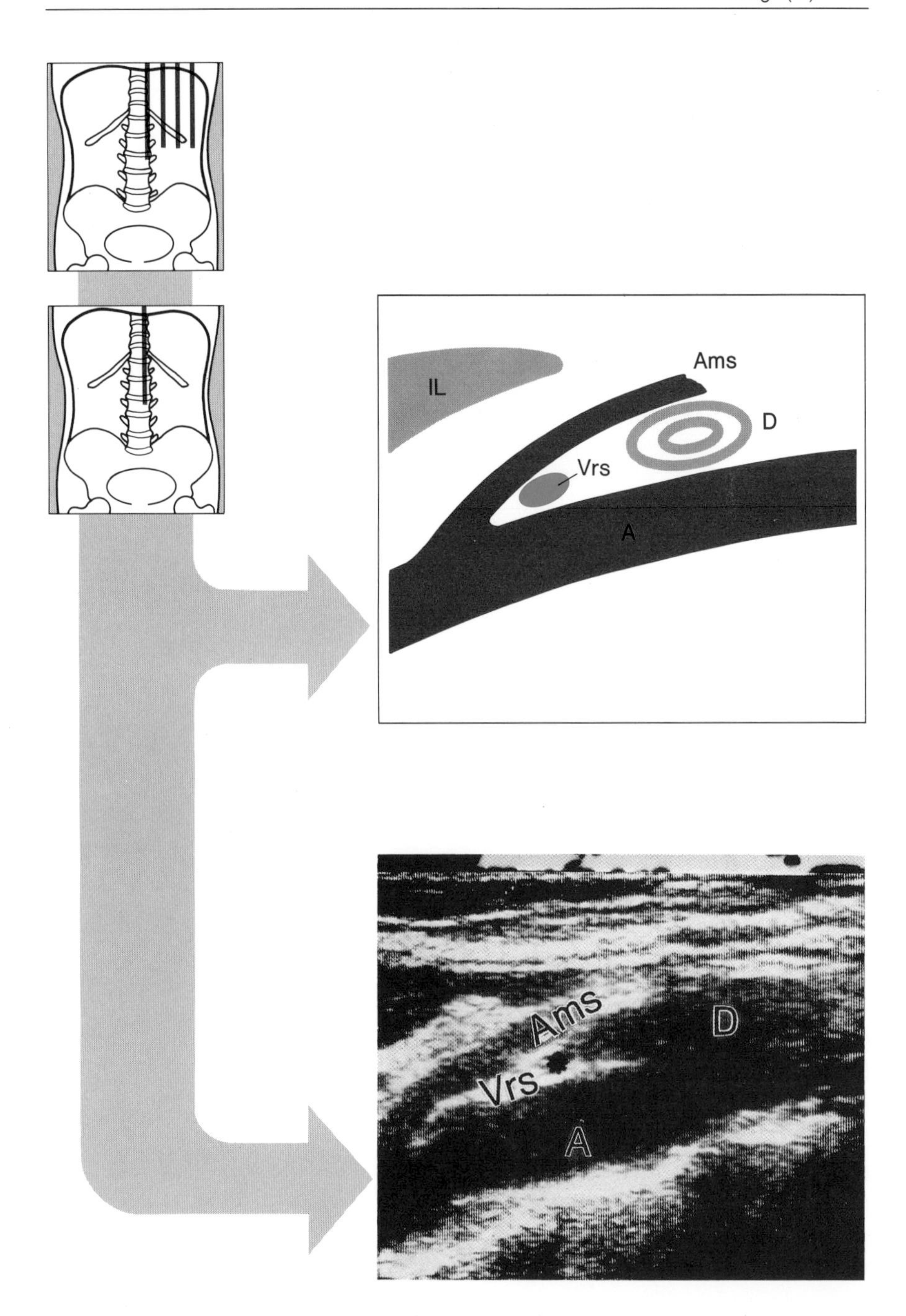
IL
Ams
D
Vrs
A
Ams
D
Vrs
A

V. mesenterica superior

Schnittführung

Links paramedian längs.

Organtopographie

Pankreaskorpus vor der V. mesenterica superior. Processus uncinatus dahinter.

Merke
Normalerweise mündet die V. mesenterica inf. in die V. lienalis; hier ist somit eine Variante abgebildet!

Abkürzungen (Abb. 9d)

A	Aorta abdominalis
Co	Colon
Cv	Confluens venosus
D	Querkolon
lL	linker Leberlappen
M	Magenkorpus
P	Pankreaskorpus
Pu	Processus uncinatus
Vmi	V. mesenterica inferior
Vms	V. mesenterica superior

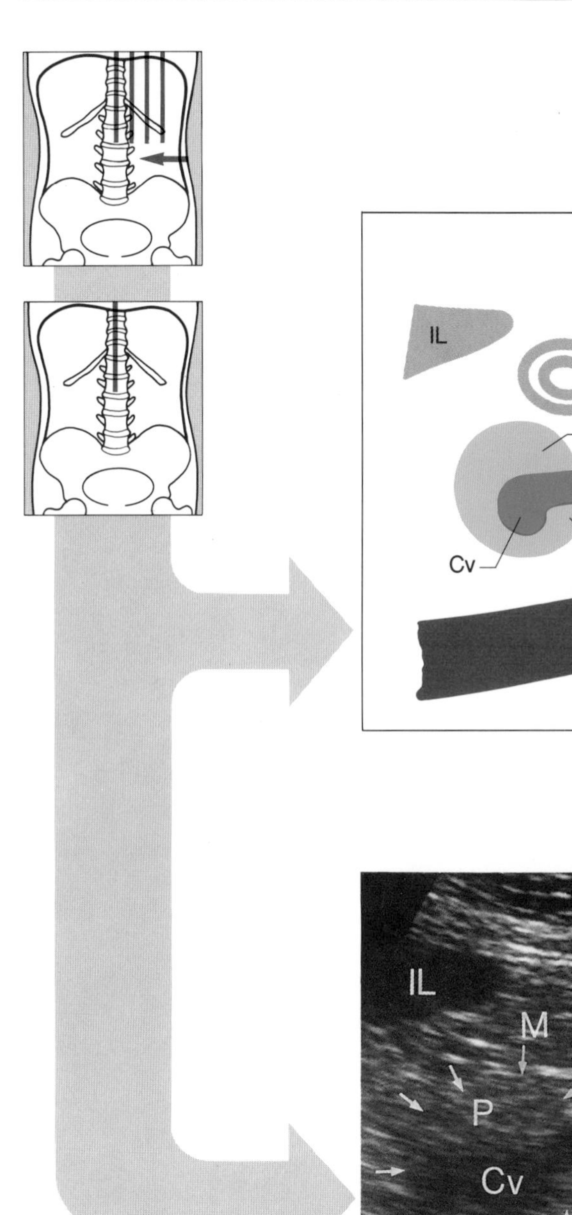

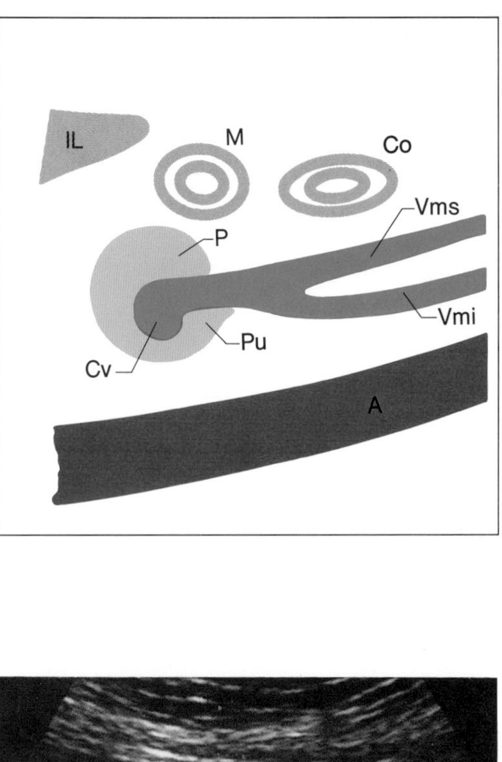
IL
M
Co
Vms
P
Vmi
Pu
Cv
A

IL
M
Co
Vms
P
Vmi
Cv
Pu
A

Grenze linker Leberlappen/ Lobus quadratus (V. cava längs)

Schnittführung

Längs median unterhalb des Processus xiphoideus.

Organtopographie

Teilungsstelle der V. portae (Ramus dexter et sinister) markiert Region des Lig. falciforme.

Abkürzungen (Abb. 10)

C	V. cava inferior
Lbc	Lobus caudatus
lL	linker Leberlappen
Vp	V. portae: Ramus sinister quer

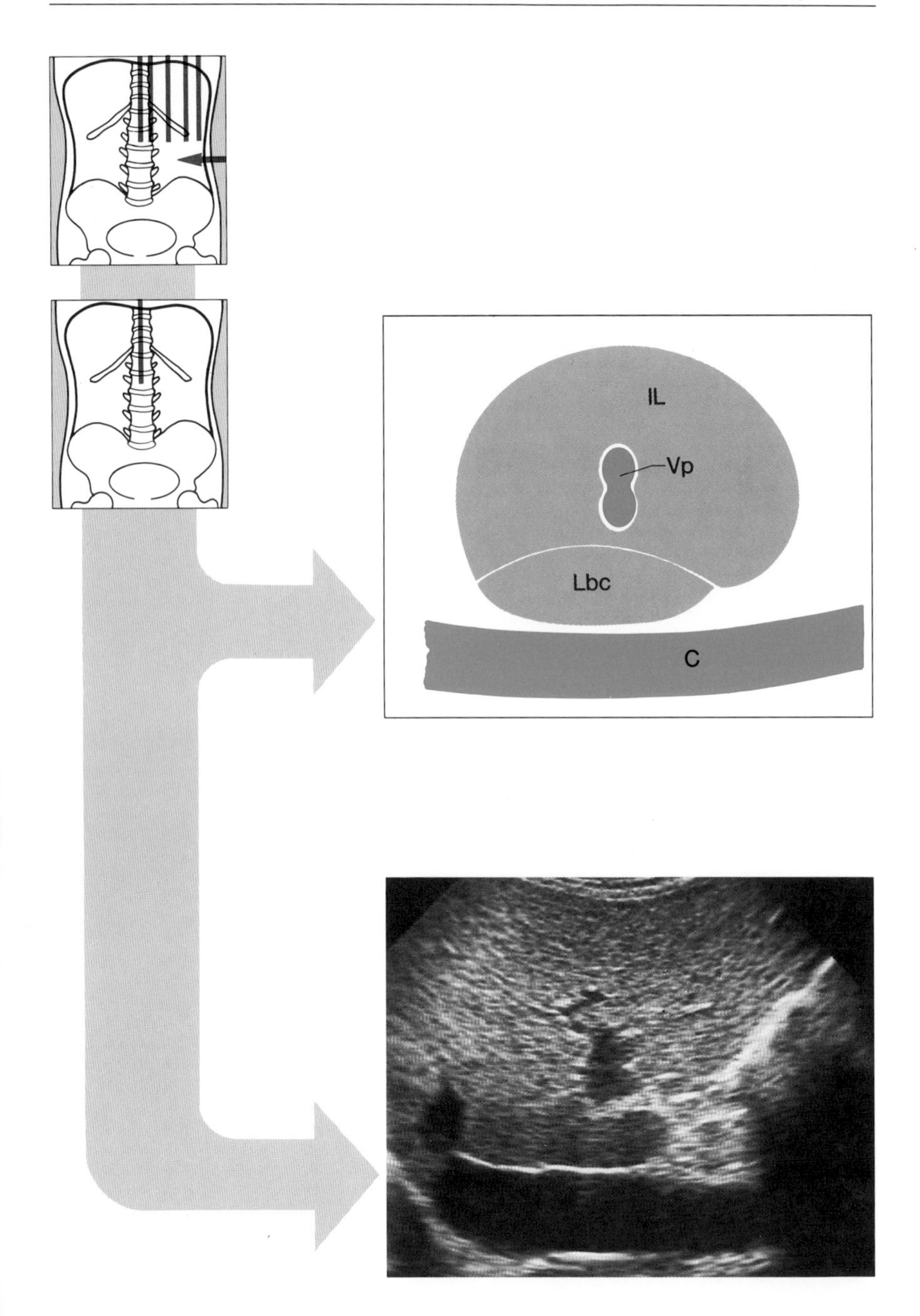
lL
Vp
Lbc
C

Lobus quadratus/Lobus caudatus (V. cava längs)

Schnittführung

Längs rechts paramedian.

Organtopographie

Lobus quadratus ventral des Lobus caudatus. (Beide Lappen liegen hintereinander!)

Abkürzungen (Abb. 11a)

C	V. cava inferior
Lbc	Lobus caudatus
Lbq	Lobus quadratus
Ligv	Ligamentum venosum

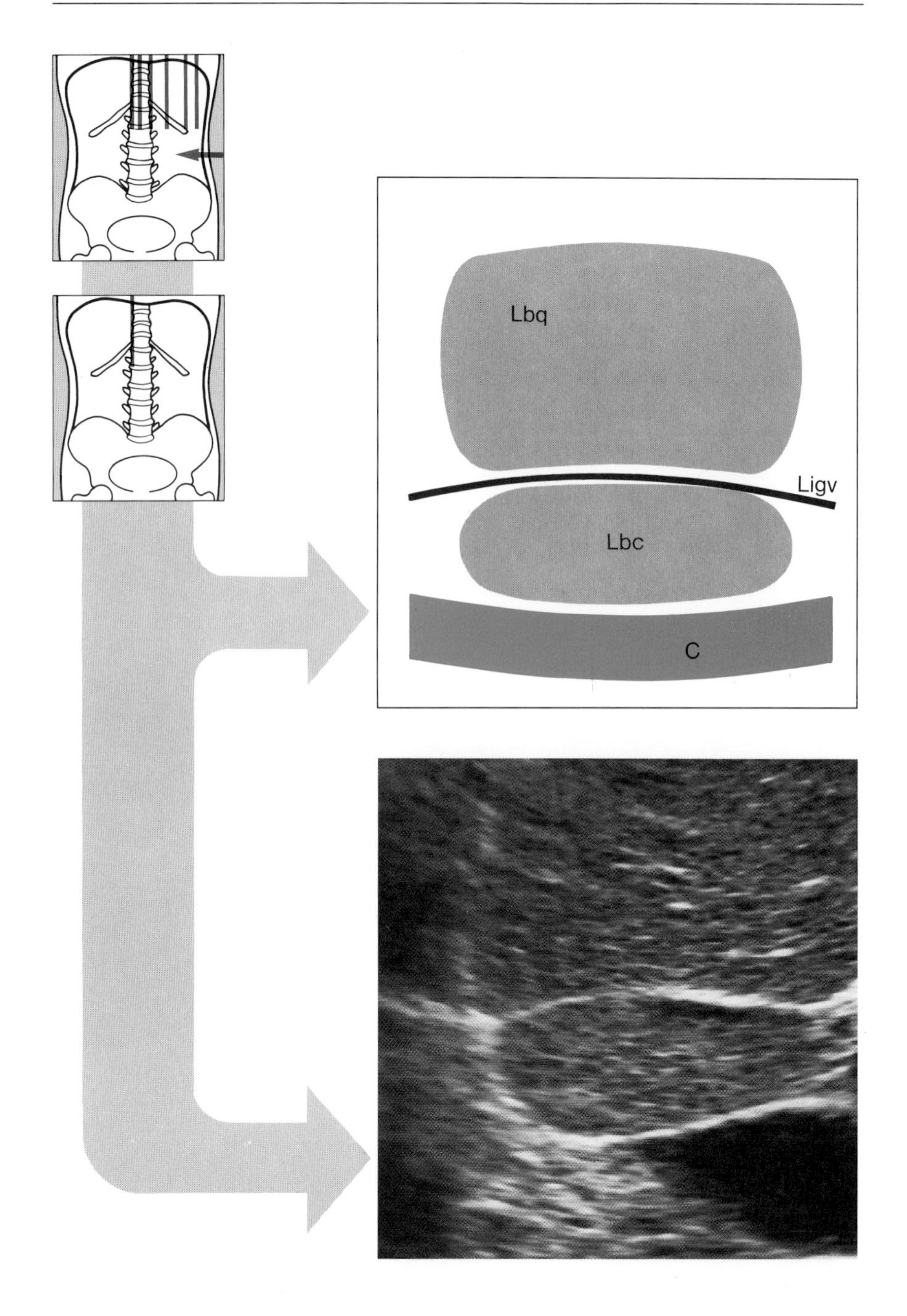
Lbq
Ligv
Lbc
C

»Anatomische Leberpforte«, Pankreaskopf (I)

Schnittführung

Rechts paramedian längs.

Organtopographie

Ventral Ductus choledochus, Pankreaskopf vor der V. cava inferior.

Abkürzungen (Abb. 11b)

Agd	A. gastroduodenalis
Ah	A. hepatica (Ramus dexter)
Ard	A. renalis dextra
C	V. cava inferior
Dc	Ductus choledochus
Lbc	Lobus caudatus
Lbq	Lobus quadratus
P	Pankreaskopf
Vp	V. portae

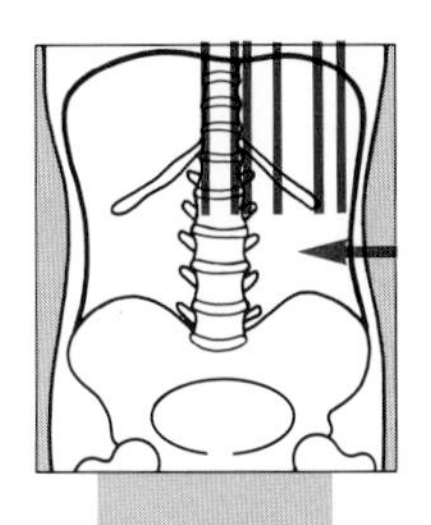

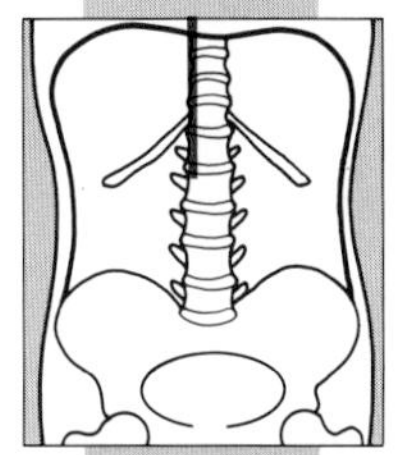

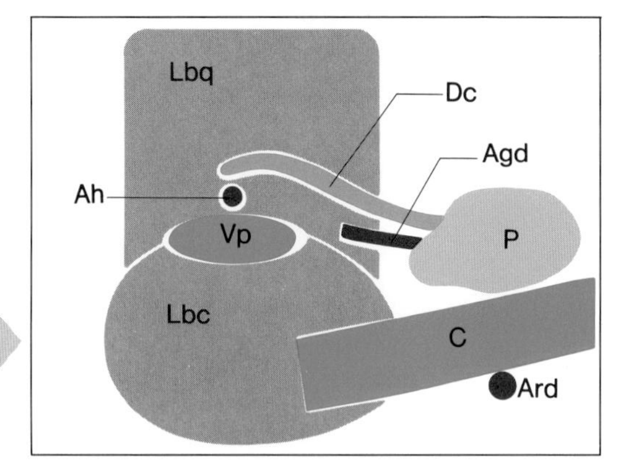
Lbq
Dc
Agd
Ah
Vp
P
Lbc
C
Ard

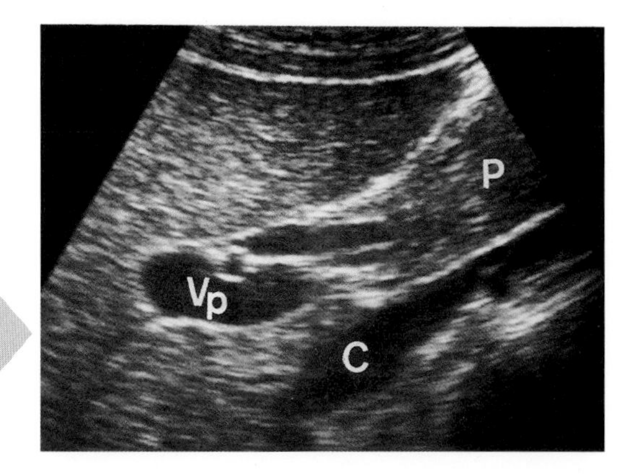
P
Vp
C

Intrahepatisches Cavasegment (II)

Schnittführung

Längs rechts paramedian in Rippenbogenhöhe (kranial Schnitt I).

Organtopographie

Einmündung der Vv. hepaticae mediales, rechter Vorhof, Leberpforte.

Abkürzungen (Abb. 11c)

Ad	rechter Vorhof
C	V. cava inferior
Lbc	Lobus caudatus
Lbq	Lobus quadratus
Vhm	V. hepatica medialis
Vp	V. portae (R. dexter)

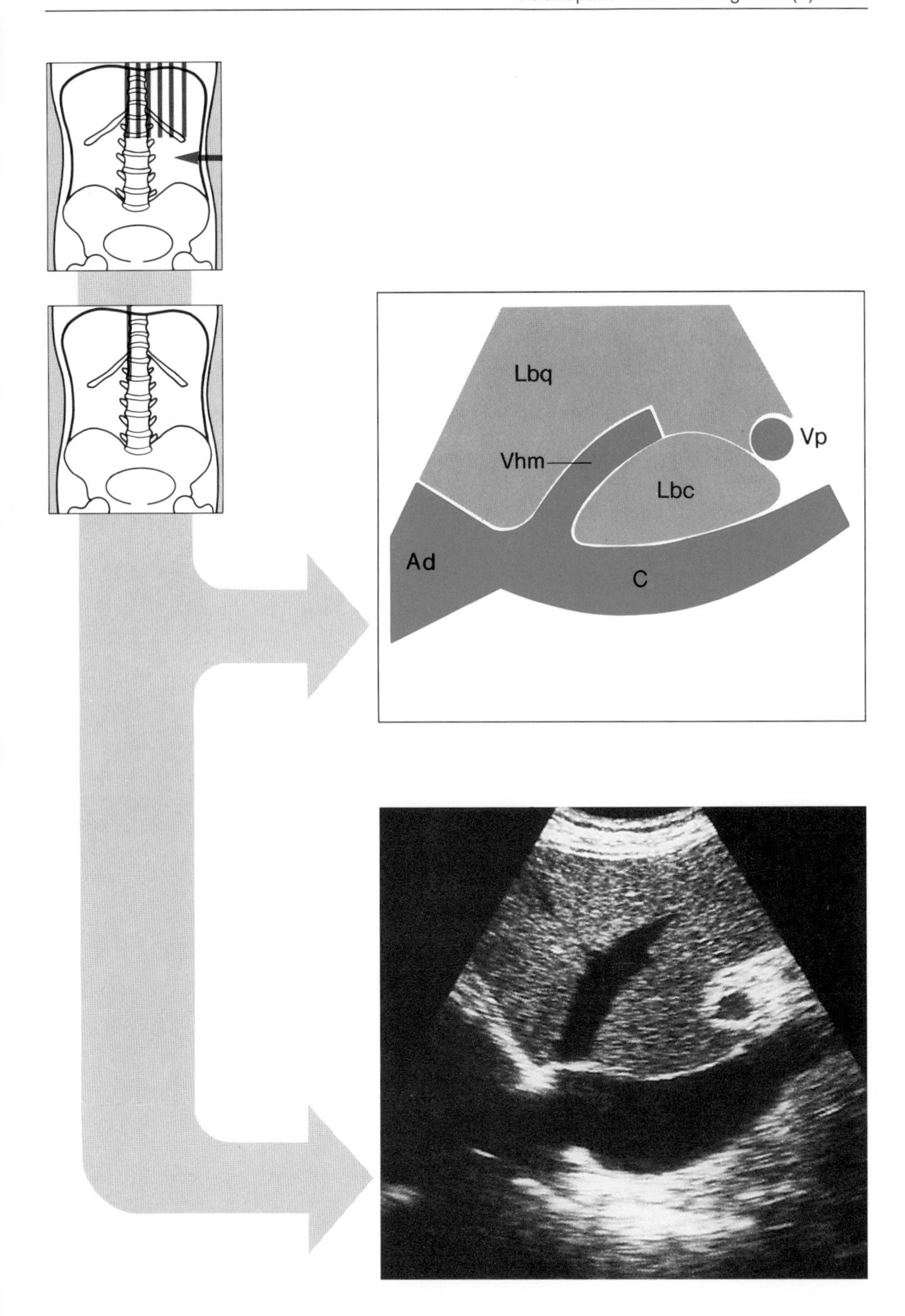
Lbq
Vp
Vhm
Lbc
Ad
C

Pankreaskopf längs

Schnittführung

Rechts paramedian längs.

Organtopographie

Pankreaskopfareal in Höhe des Durchtritts der A. renalis dextra (retrocaval).

Orientierung

Pankreas ventral der V. cava, unterhalb der Leberpforte.

Merke
Die rechte Nebenniere liegt retrocaval oberhalb der A. renalis (oberer Nierenpol)!

Abkürzungen (Abb. 12)

Ard	A. renalis dextra
C	V. cava inferior
Lbc	Lobus caudatus
P	Pankreaskopf

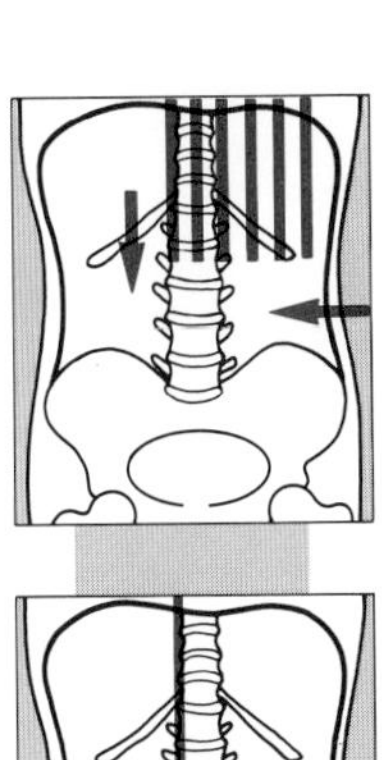

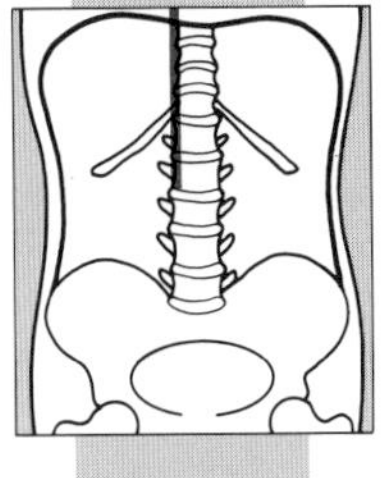

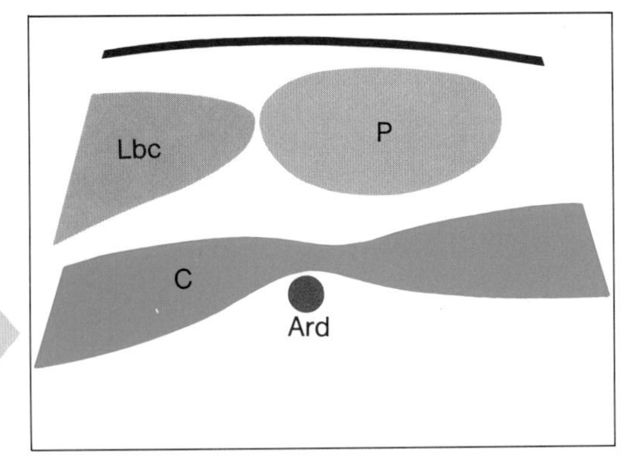
Lbc
P
C
Ard

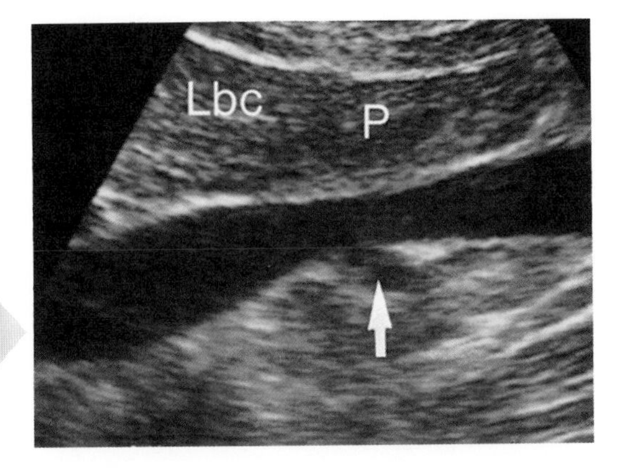
Lbc
P

Gallenblase subkostal

Schnittführung

Rechts subkostal schräg (25–30°).

Merke
Bei nicht gedrehtem Applikator Bild seitenverkehrt (ЯR)!

Abkürzungen (Abb. 13a)

G Gallenblase
rL rechter Leberlappen
Di Zwerchfell

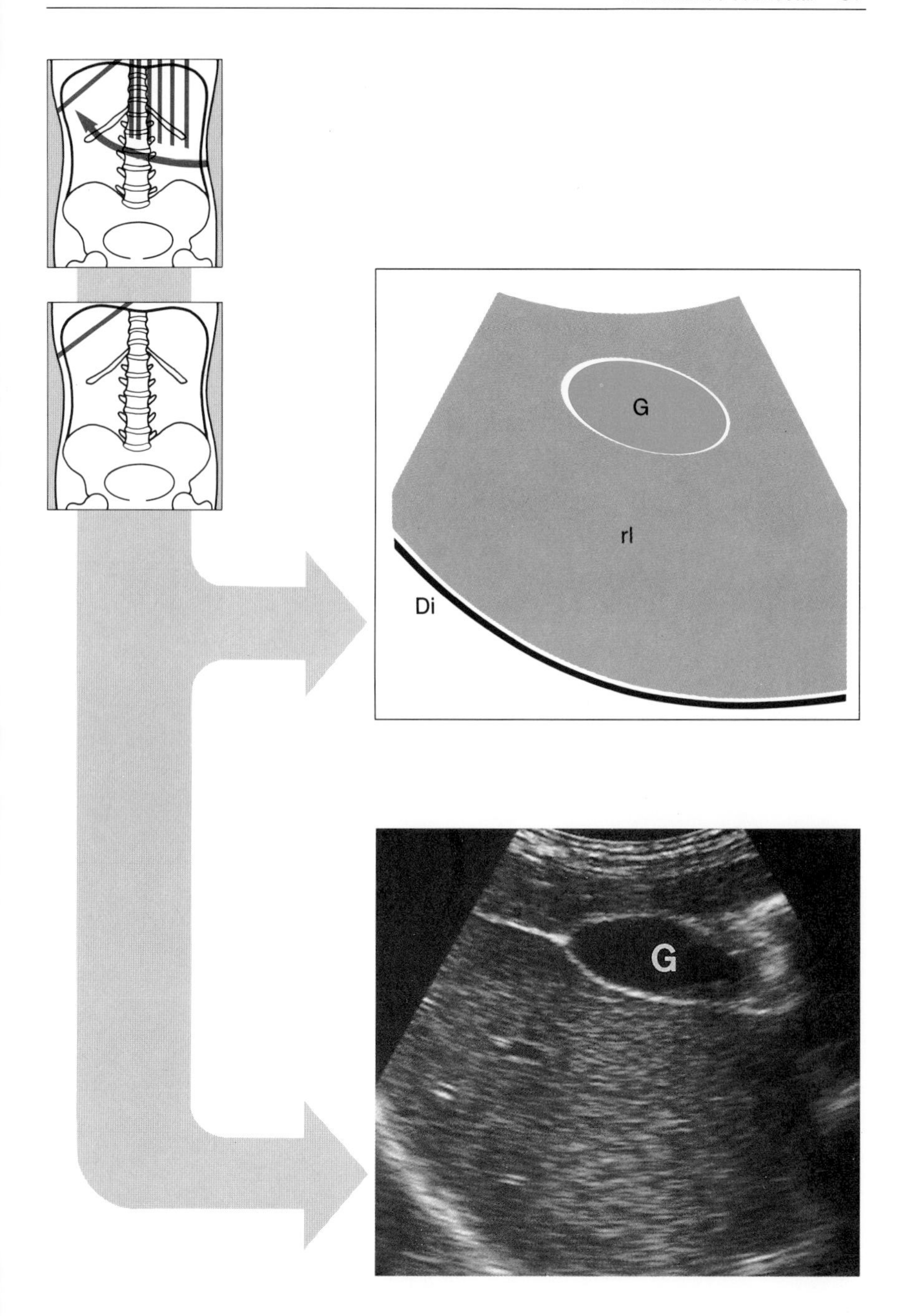
G
rl
Di
G

Zwerchfelldurchtritt V. cava/Aorta (I)

Schnittführung

Schräg subkostal rechts medial.

Organtopographie

V. cava infrahepatisch (Lobus caudatus), Aorten parahepatisch (linker Leberlappen).

Abkürzungen (Abb. 13b)

A	Aorta abdominalis
C	V. cava inferior
Di	Zwerchfell

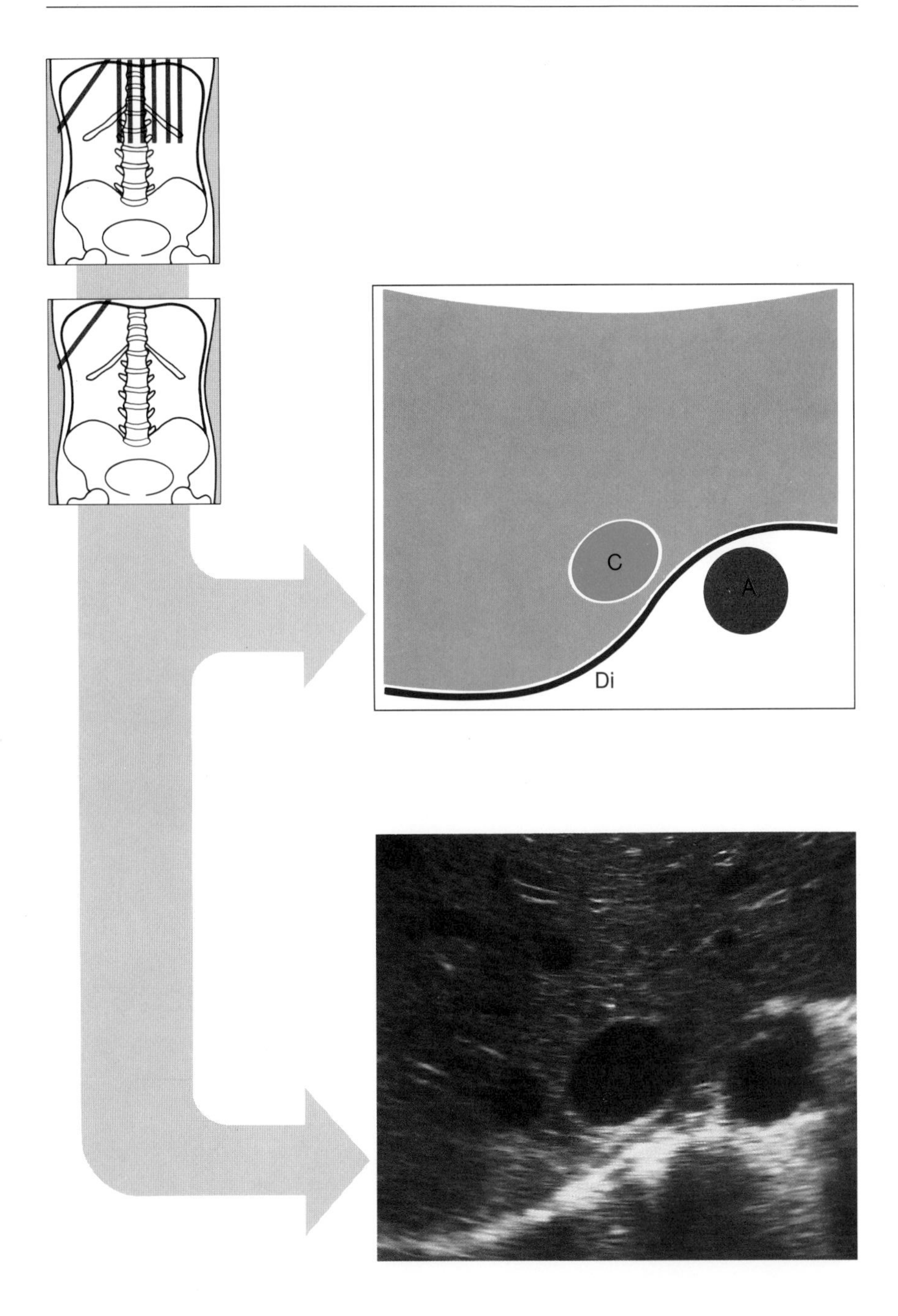
C
A
Di

»Venenstern« (II)

Schnittführung

Subkostal rechts medial (somit unterhalb Schnitt I).

Organtopographie

Abgang der drei Lebervenenhauptstämme. Blickrichtung von kaudal in die Abgänge herein.

Abkürzungen (Abb. 13c)

C	V. cava inferior
Di	Zwechfell
Vvhd	Venae hepaticae dextrae
Vvhm	Venae hepaticae mediales
Vvhs	Venae hepaticae sinistrae

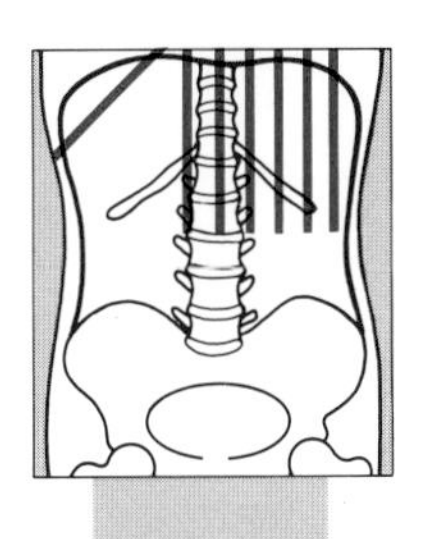

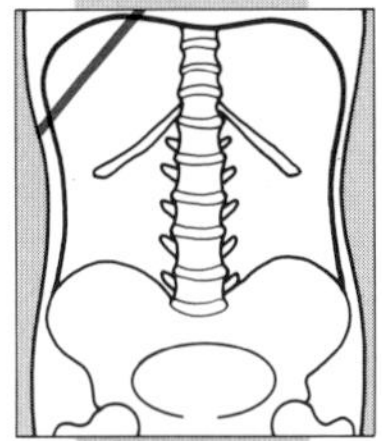

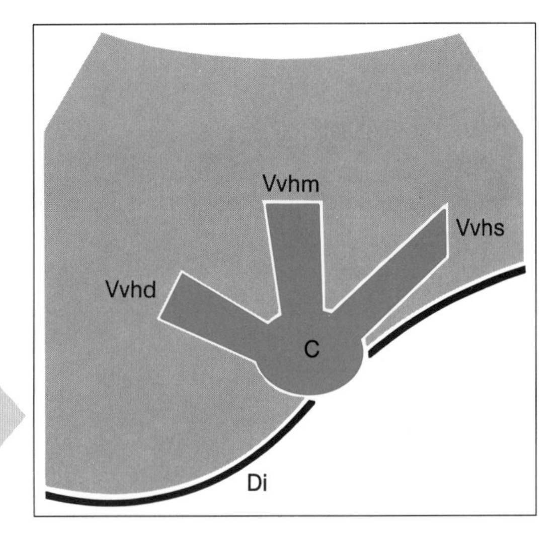
Vvhm
Vvhs
Vvhd
C
Di

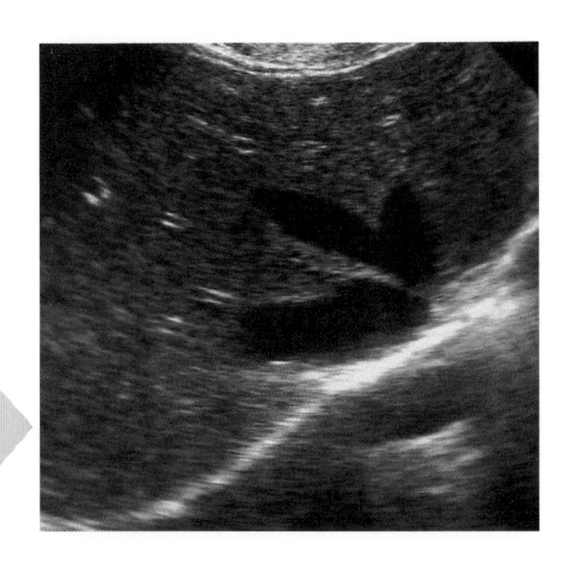

Lobus caudatus quer (III)

Schnittführung

Subkostal halbschräg rechts (Schnitt unterhalb II).

Organtopographie

Abgrenzung des Lobus caudatus durch das einstrahlende Ligamentum venosum.

Merke
In dieser Schnittführung wird der Lobus caudatus gemessen (S. 172).

Abkürzungen (Abb. 13d)

C	V. cava inferior
Di	Zwerchfell
Lbc	Lobus caudatus
Lbq	Lobus quadratus
Ligv	Ligamentum venosum

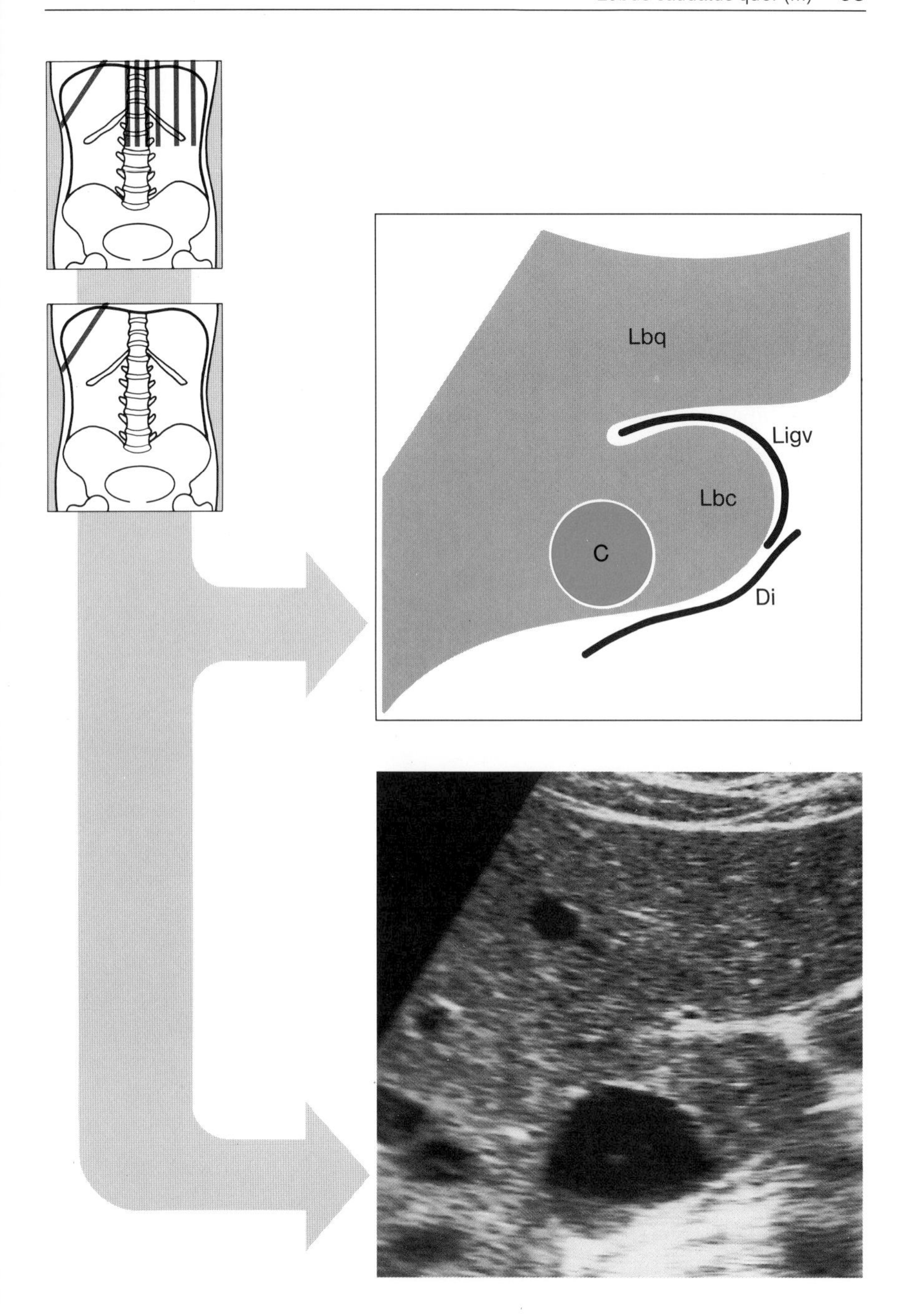
Lbq
Ligv
Lbc
C
Di

Lebervenen (interkostal)

Schnittführung

Interkostal rechts.

Organtopographie

Lebergefäße, Portalvenen stehen senkrecht zu den Lebervenen, Arterien nicht abgrenzbar.

Abkürzungen (Abb. 14a)

GG Gallengang
Vh Vena hepatica
Vp Portalvenenast

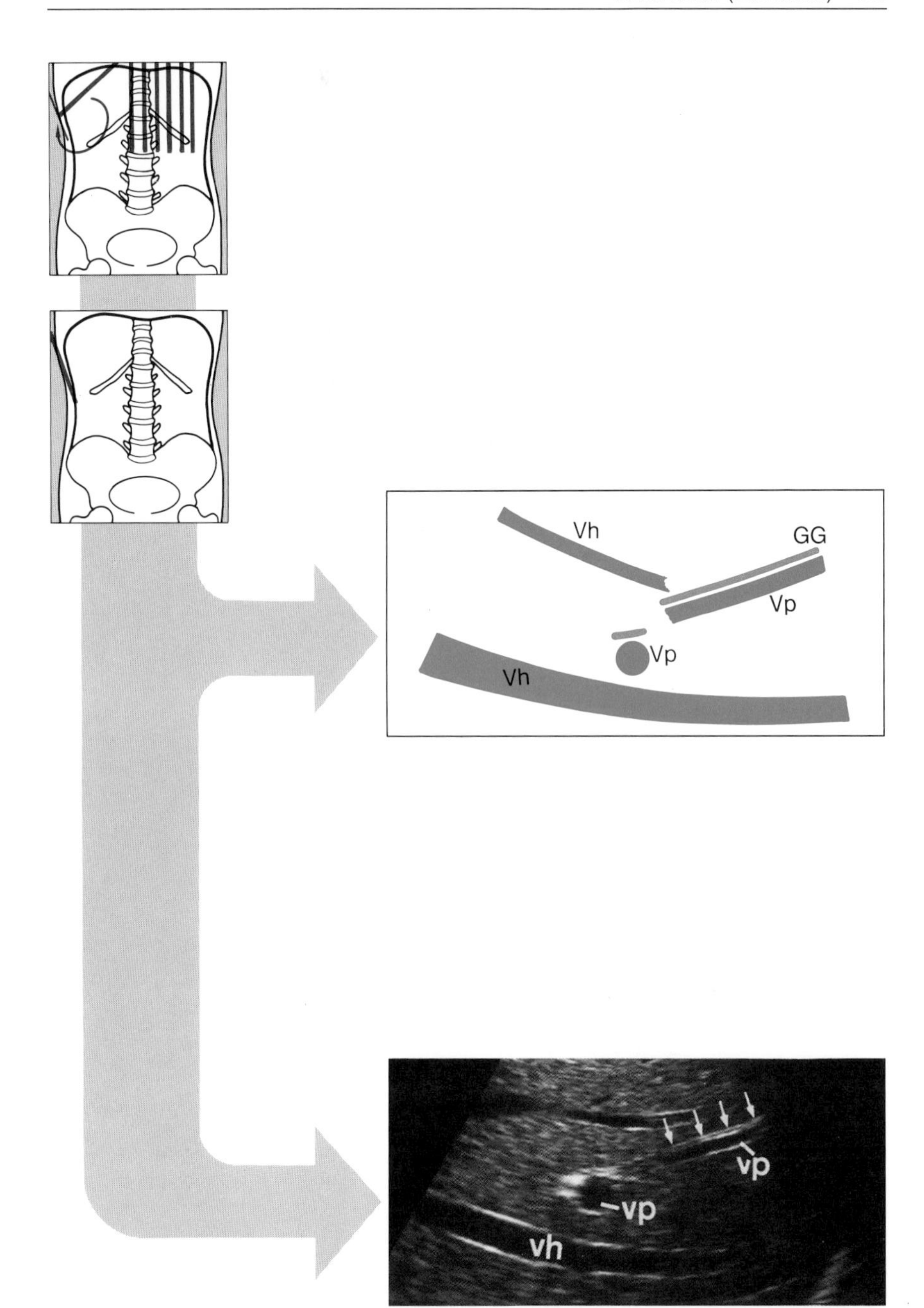
Vh
GG
Vp
Vp
Vh
vp
vp
vh

Rechter Leberlappen interkostal

Schnittführung

Interkostal rechts.

Organtopographie

Leberhilus: Ramus dexter der V. portae ventrae der V. cava inferior.

Abkürzungen (Abb. 14b)

C V. cava inferior
RdVp Ramus dexter Venae portae

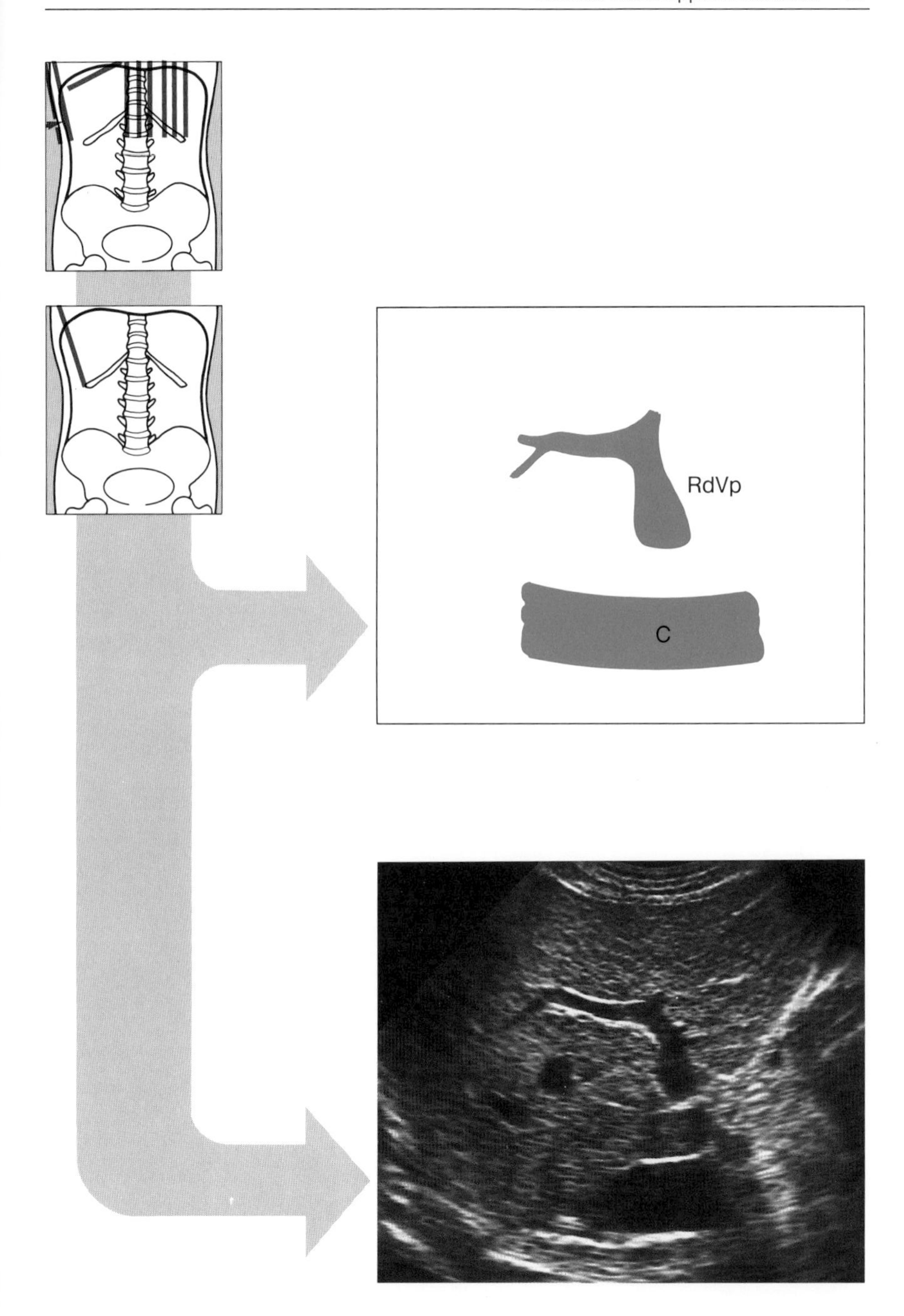
RdVp
C

Nierenhilus (rechts) von ventral (I)

Schnittführung

Ventral rechts unterhalb des Rippenbogens.

Organtopographie

Nierenarterie und Nierenvene.

Merke
Oberhalb des Hilus hinter der V. cava liegt die rechte Nebenniere!
Normale Nebenniere beim Erwachsenen nicht abzugrenzen!

Abkürzungen (Abb. 15a)

Ard	A. renalis dextra
C	V. cava inferior
N	rechte Niere
rL	rechter Leberlappen
Vrd	V. renalis dextra

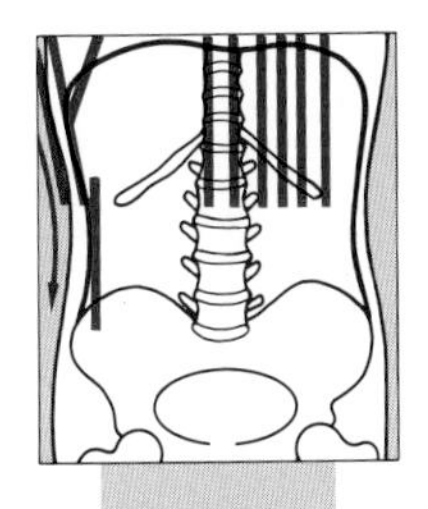

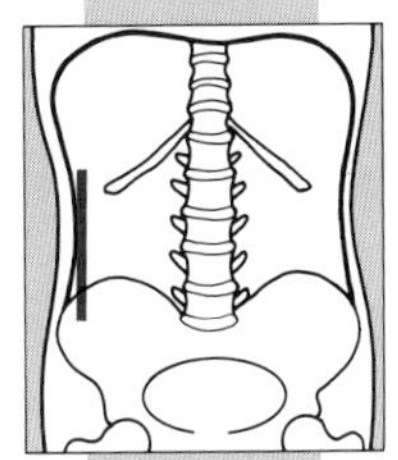

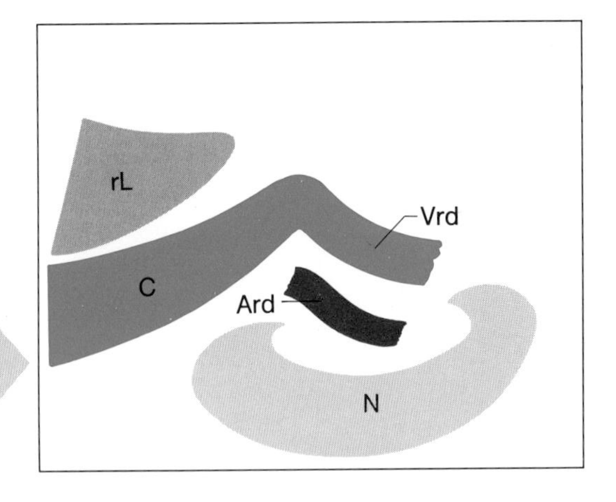
rL
Vrd
C
Ard
N

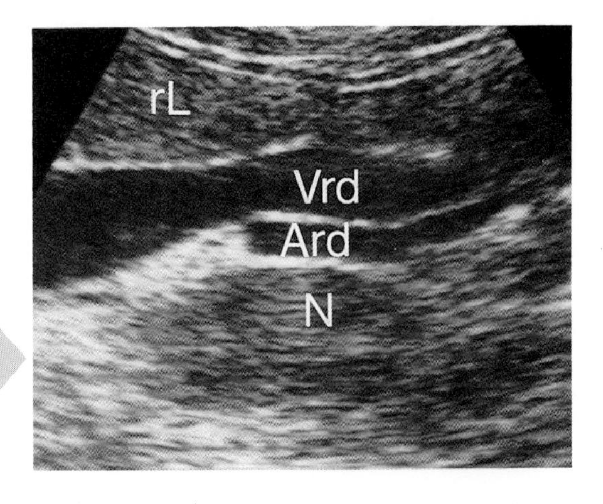
rL
Vrd
Ard
N

Nierenhilus rechts (II)

Schnittführung

Ventral rechts lateral unterhalb des Rippenbogens (lateral von Schnitt I).

Organtopographie

Nierenhilus von ventral: Aufteilung der A. renalis.

Abkürzungen (Abb. 15b)

Ard	A. renalis dextra
C	V. cava inferior
N	rechte Niere

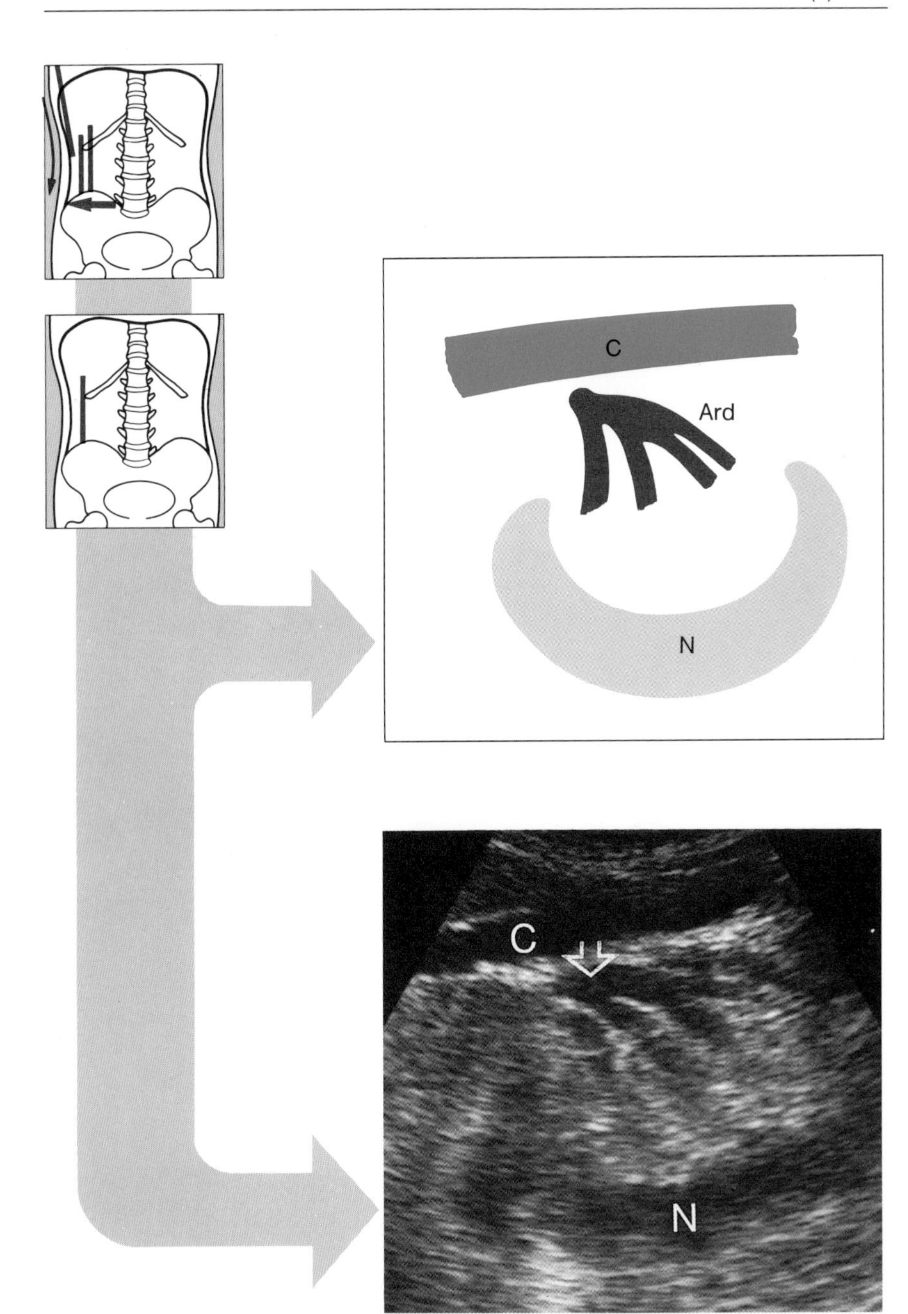
C
Ard
N
C
N

Niere (rechts) von ventral (III)

Schnittführung

Ventral rechts lateral unterhalb des Rippenbogens (lateral von Schnitt II).

Organtopographie

Niere dorsal des rechten Leberlappens.
Hepatorenaler Rezessus (Morisons Pouch) als Peritonealduplikator zwischen Niere und Leber (Aszitessuche!).

Abkürzungen (Abb. 15c)

rL rechter Leberlappen
N rechte Niere

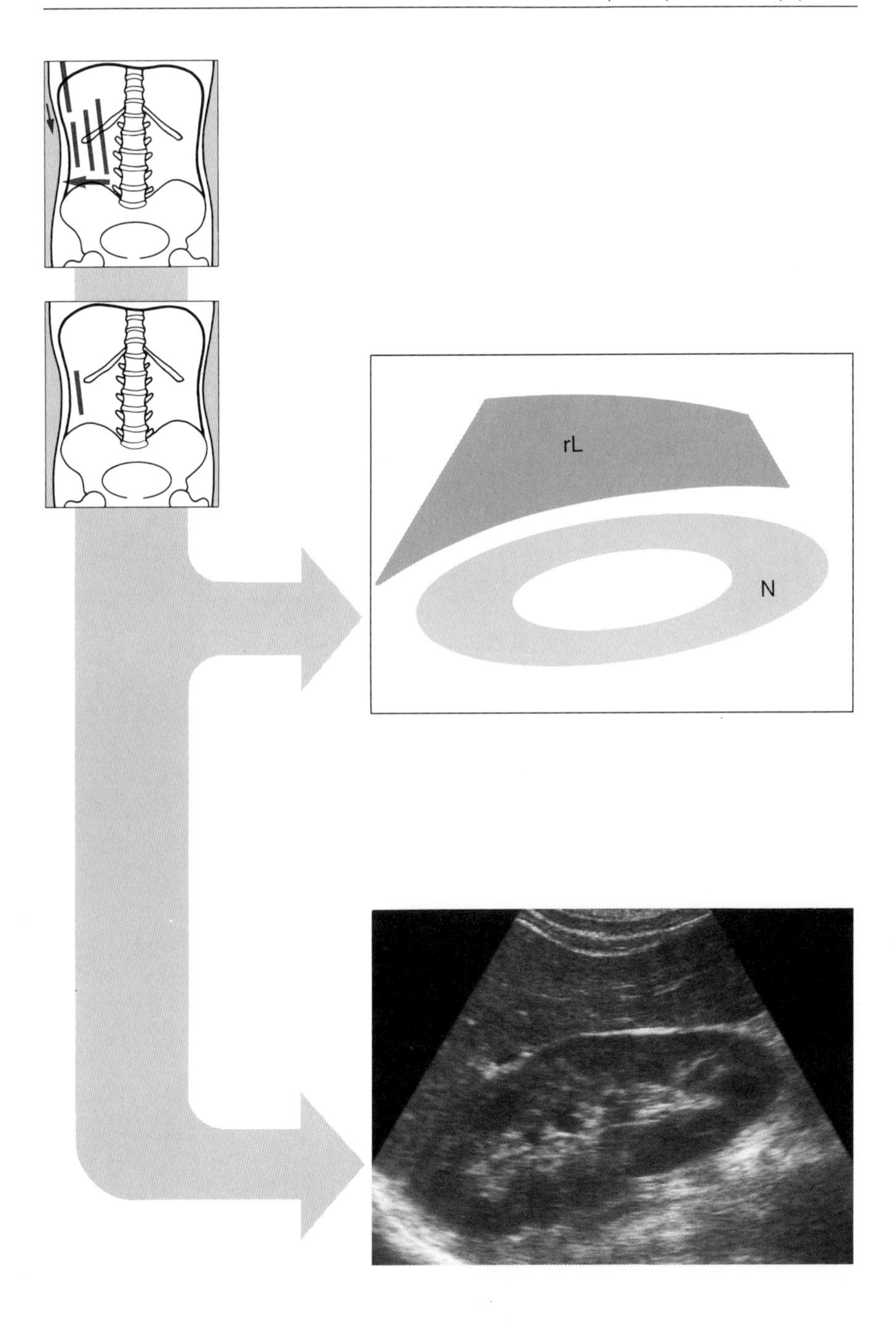
rL
N

Niere (rechts) von lateral

Schnittführung

Rechte Flanke längs.

Organtopographie

Rechte Niere unterhalb des rechten Leberlappens, hepatorenaler Rezessus (Morisons Pouch).

> **Merke**
> Suchort für geringe Aszitesmengen (ab ca. 100 ml)!

Abkürzungen (Abb. 16)

rL	rechter Leberlappen
N	rechte Niere
Mp	M. iliopsoas

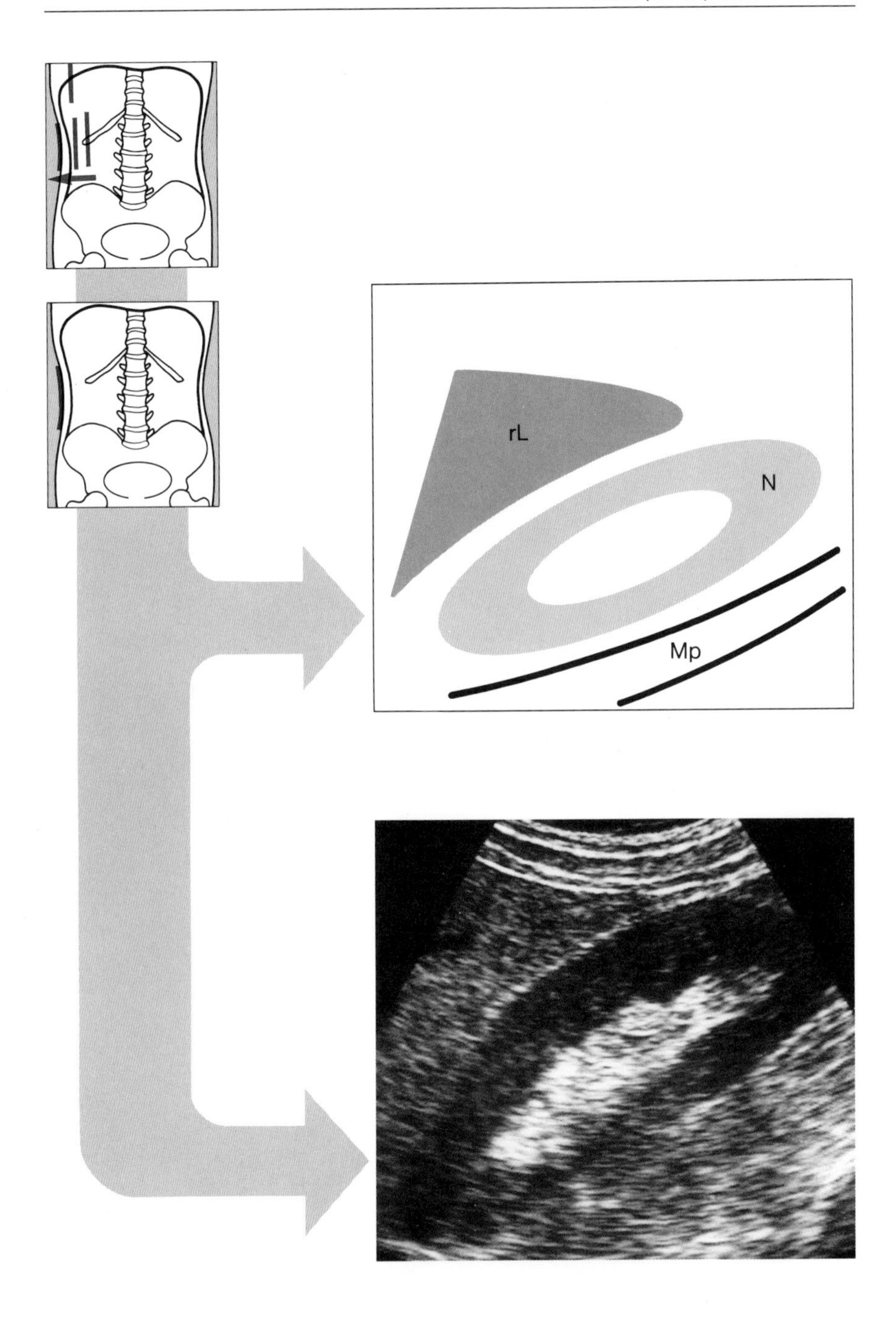
rL
N
Mp

Nierenhilus (rechts) (I)

Schnittführung

Ventral rechts lateral unterhalb des Rippenbogens.

Organtopographie

Nierenhilus: V. renalis dextra hinter der Pars descendens duodeni.

Abkürzungen (Abb. 17a)

C	V. cava inferior
D	Duodenum
N	rechte Niere
rL	rechter Leberlappen
P	Pankreaskopf
Vrd	V. renalis dextra
WS	Wirbelsäule

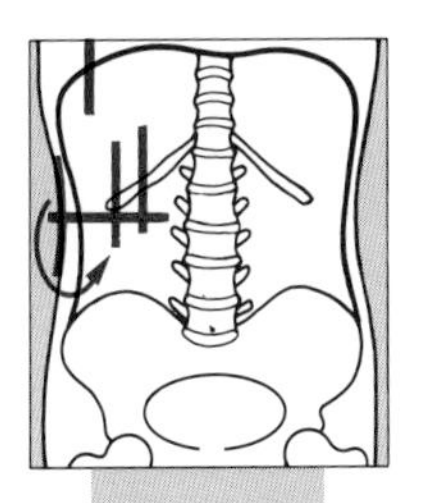

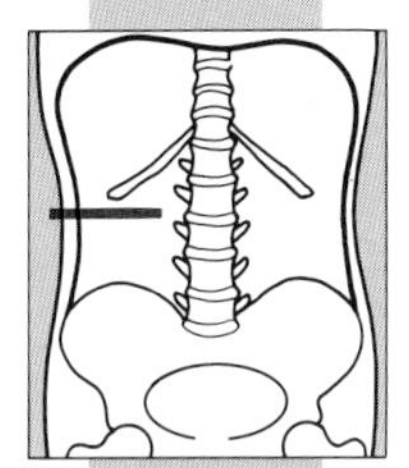

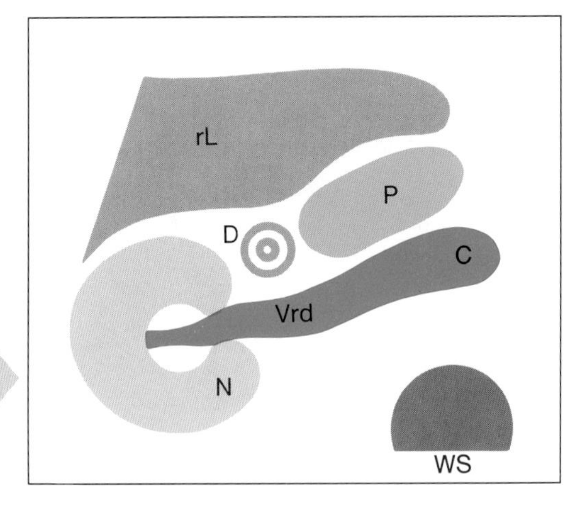
rL
P
D
C
Vrd
N
WS

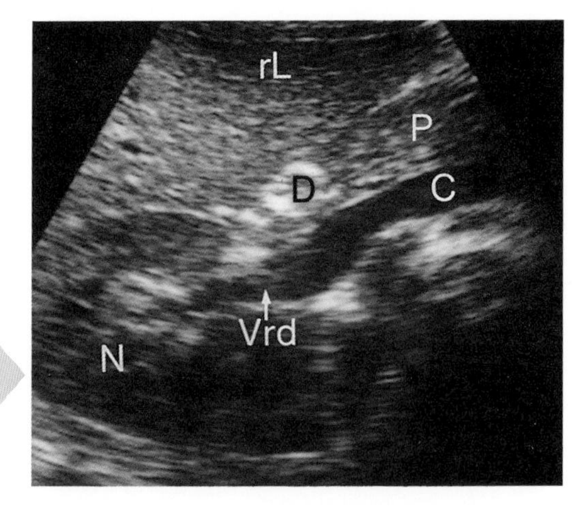
rL
P
D
C
Vrd
N

Nierenhilus (rechts) (II)

Schnittführung

Ventral rechts lateral unterhalb des Rippenbogens.

Organtopographie

Nierenhilus, Nierenarterie retrokaval.

Abkürzungen (Abb. 17b)

A	Aorta abdominalis
Ard	A. renalis dextra (→)
C	V. cava inferior
D	Duodenum
Di	Zwerchfell
G	Gallenblase
N	rechte Niere
P	Pankreas
Vms	V. mesenterica superior
WS	Wirbelsäule

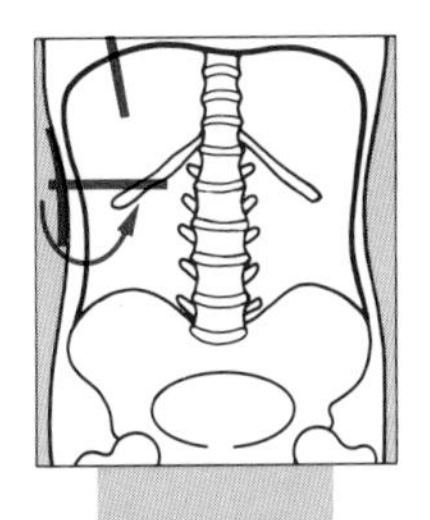

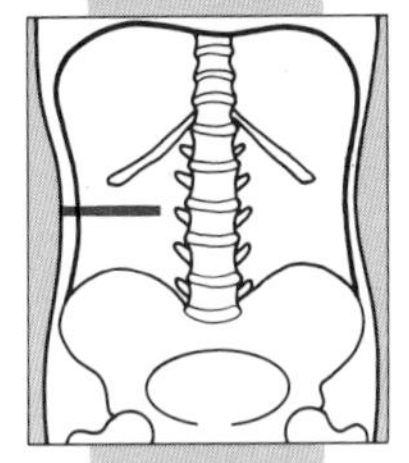

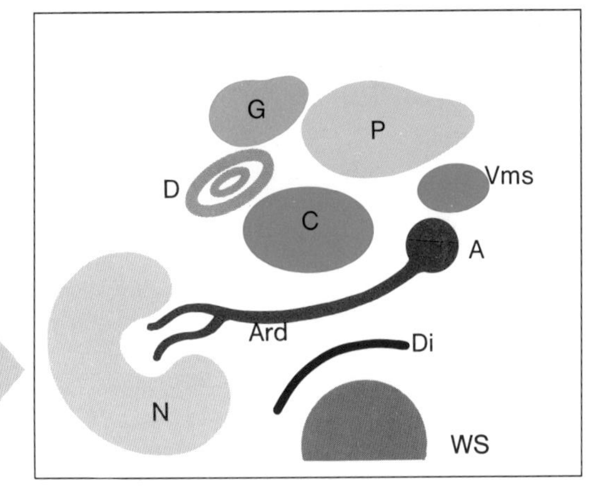
G
P
D
Vms
C
A
Ard
Di
N
WS

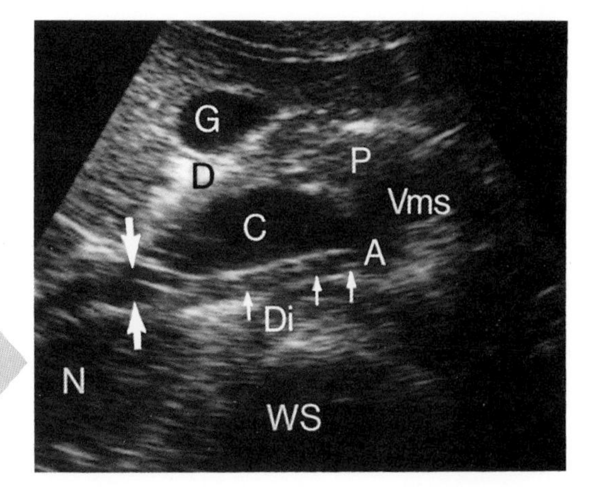
G
D
P
Vms
C
A
Di
N
WS

Rechte Nierenarterie retrokaval (III)

Schnittführung

Ventral rechts lateral unterhalb des Rippenbogens (Medialverlängerung von II).

Organtopographie

Nierenhilus quer: A. renalis retrokaval.

> **Merke**
> Nebenniere liegt kranial zwischen Nierenhilus und Leberpforte (sonogr.) retrokaval.

Abkürzungen (Abb. 17c)

A	Aorta abdominalis
Ams	A. mesenterica superior
Ard	A. renalis dextra
C	V. cava inferior
Di	Zwerchfell
G	Gallenblase
Vl	V. lienalis
Vrs	V. renalis sinistra
WS	Wirbelsäule

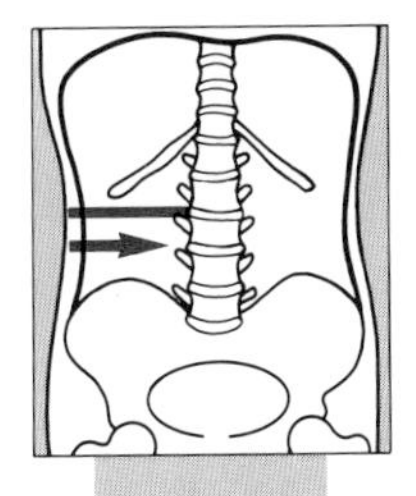

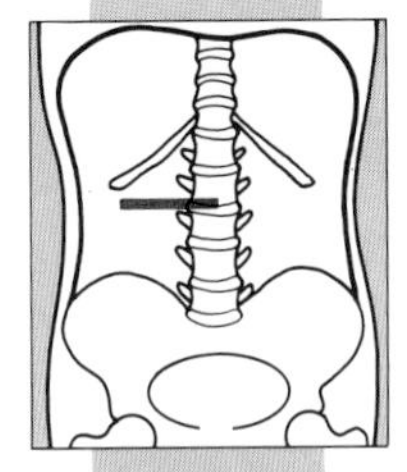

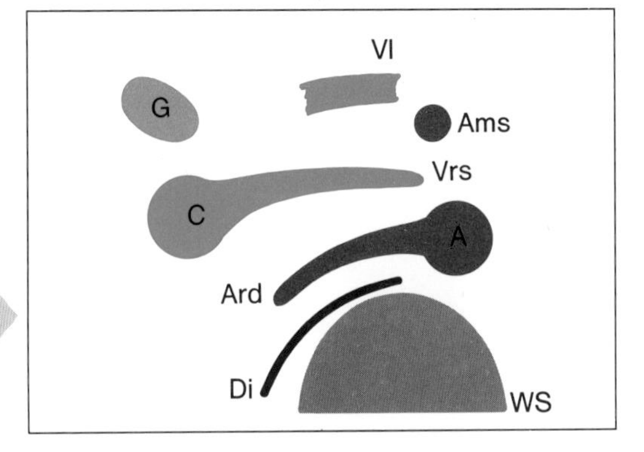
Vl
G
Ams
Vrs
C
A
Ard
Di
WS

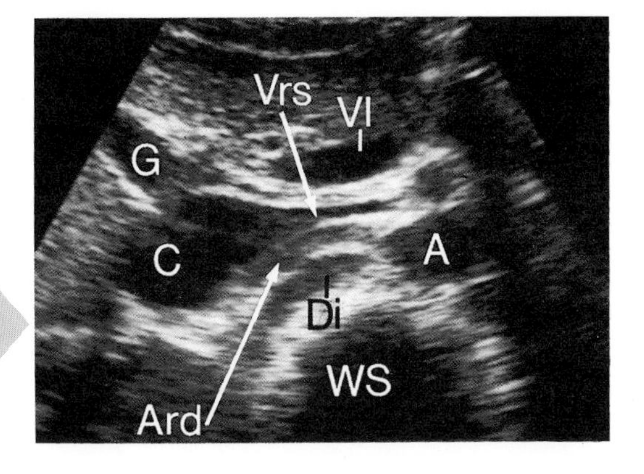
Vrs
Vl
G
C
A
Di
WS
Ard

»Sonographische« Leberpforte (I)

Schnittführung

Rippenbogenrand quer mit ca. 25° nach kaudal gekipptem Schallkopf.

Organtopographie (von ventral nach dorsal)

Ductus hepaticus dexter, dann A. hepatica (Ramus dexter), dann R. dexter V. portae, dann V. cava quer.

Abkürzungen (Abb. 18a)

D V. cava inferior
Dhd Ductus hepaticus dexter
RdAh Ramus dexter Arteriae hepaticae
RdVp Ramus dexter Venae portae

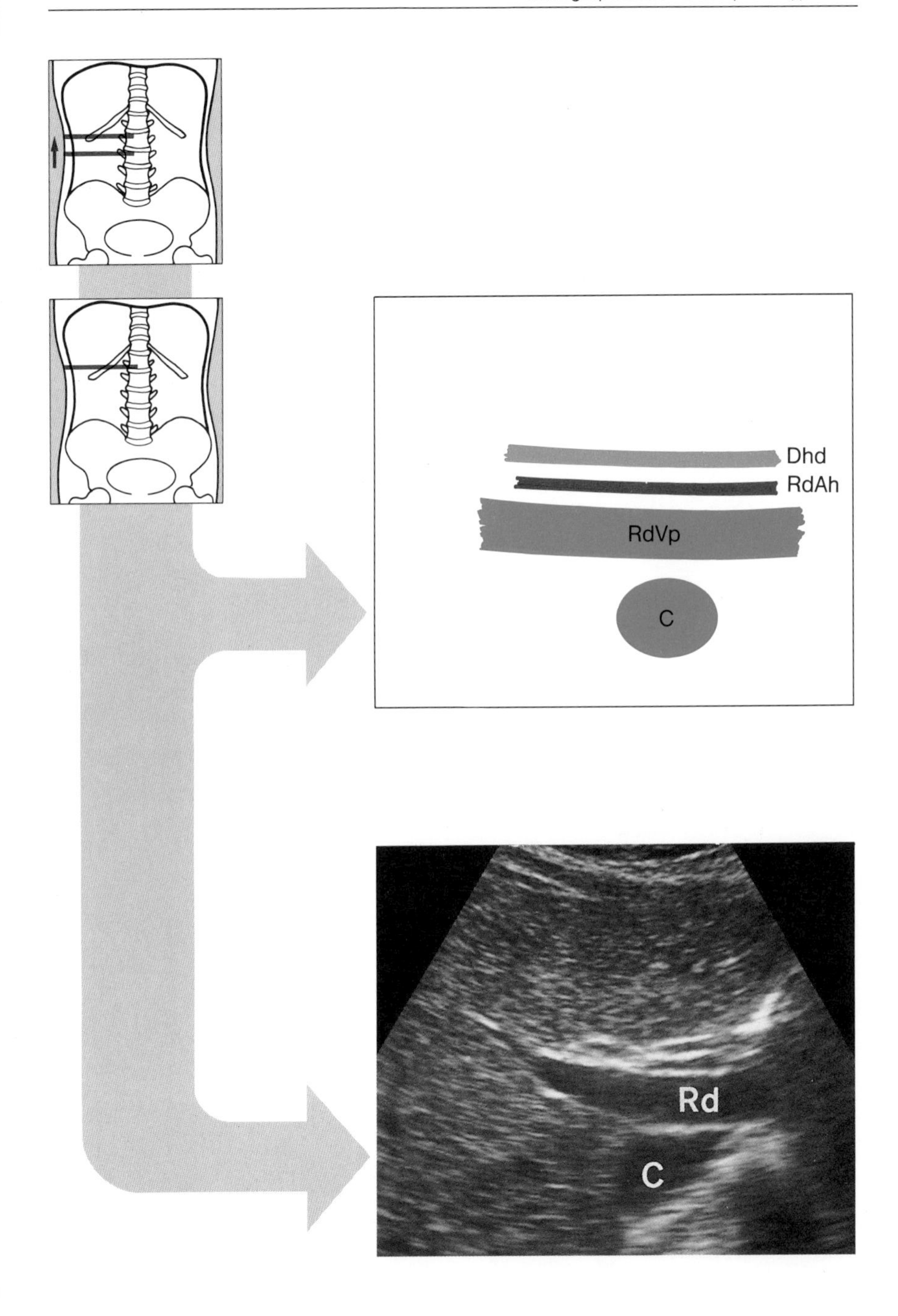
Dhd
RdAh
RdVp
C
Rd
C

»Sonographische« Leberpforte (II)

Schnittführung

(Querschnitt); Verlängerung von Schnitt I nach links-medial.

Organtopographie

Kreuzungsstelle A. hepatica (Ramus dexter) und Ductus choledochus.

Abkürzungen (Abb. 18b)

A	Aorta abdominalis
Ahc	A. hepatica communis
Ams	A. mesenterica superior
Dhd	Ductus hepaticus dexter
RdAh	Ramus dexter Arteriae hepaticae
RdVp	Ramus dexter Venae portae
rL	rechter Leberlappen
WS	Wirbelsäule

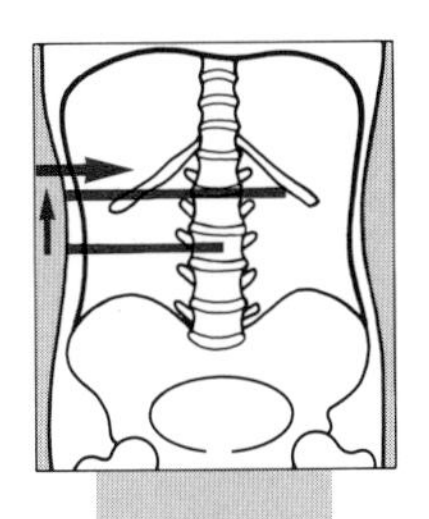

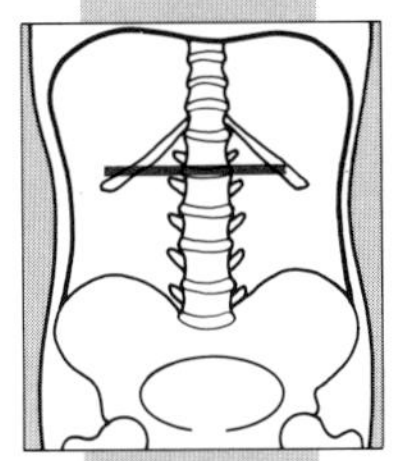

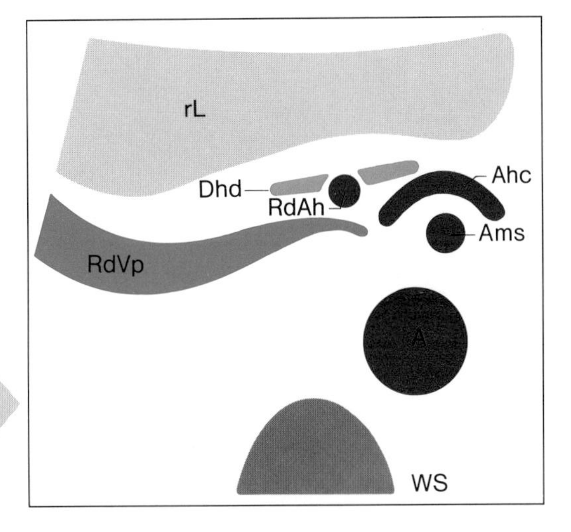
rL
Dhd
RdAh
Ahc
Ams
RdVp
A
WS

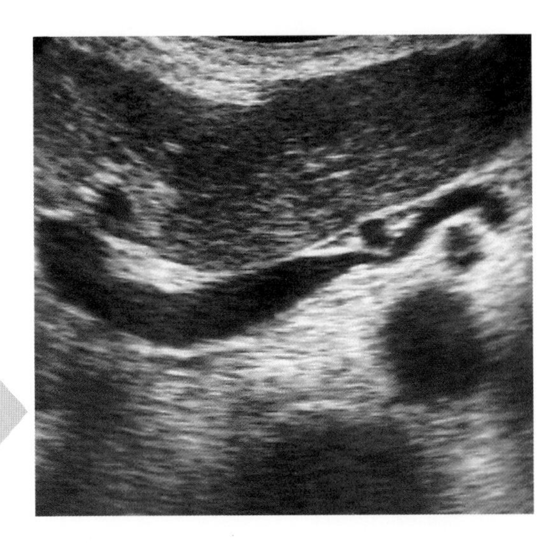

Pankreaskorpus quer

Schnittführung

Querschnitt median aus der sonographischen Leberpforte heraus nach links. Applikator ca. 25° nach kaudal gekippt.

Organtopographie

Pankreaskorpus quer vor der Vena lienalis, Anschnitt Korpus-Schwanz-Übergang.

Abkürzungen (Abb. 19a)

A	Aorta abdominalis
Ams	A. mesenterica superior
C	V. cava inferior
lL	linker Leberlappen
Lf	Ligamentum falciforme
P	Pankreaskorpus
Vl	V. lienalis

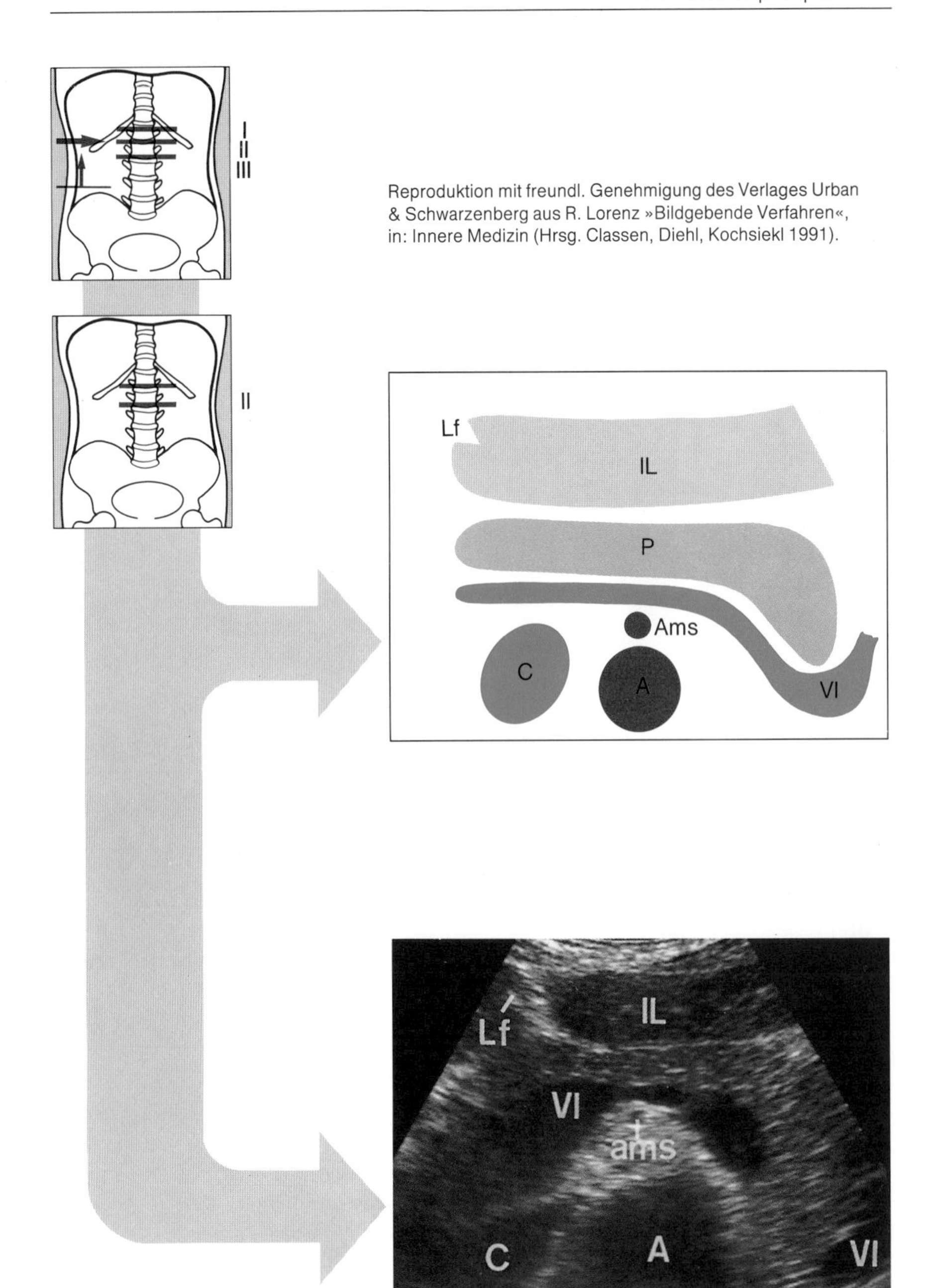
I
II
III
II
Lf
IL
P
Ams
C
A
VI
Lf
IL
VI
ams
C
A
VI

Pankreaskorpus/-schwanz quer

Schnittführung

Verlängerung des Querschnittes durch das Pankreaskorpus nach links lateral bei gleicher Kippung des Applikators um ca. 25°.

Organtopographie

Übergang Pankreaskorpus zum Schwanz (paravertebral) hinter dem linken Leberlappen.

Orientierung

Grenze zwischen Pankreaskorpus und -schwanz etwa in Höhe des Abganges der A. mesenterica superior.

Merke
Der Pankreasschwanz ist beim Erwachsenen i.d.R. von ventral nur partiell abzugrenzen, da der Milzhilus von ventral meist nicht einsehbar ist (Ausnahme: extrem graziler Körperbau, Kachexie, Pat. im Kindesalter).

Abkürzungen (Abb. 19b)

A	Aorta abdominalis
lL	linker Leberlappen
M	Magen
PS	Pankreasschwanz
Vl	V. lienalis
WS	Wirbelsäule

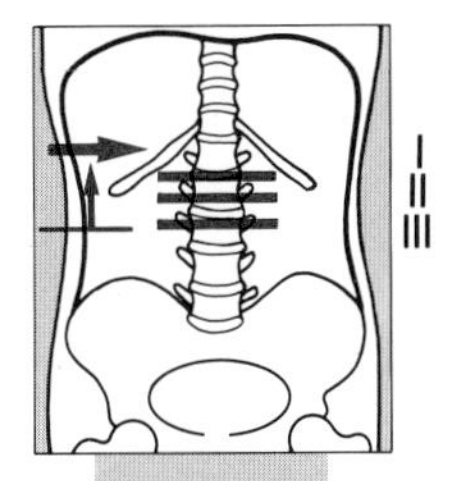
I
II
III

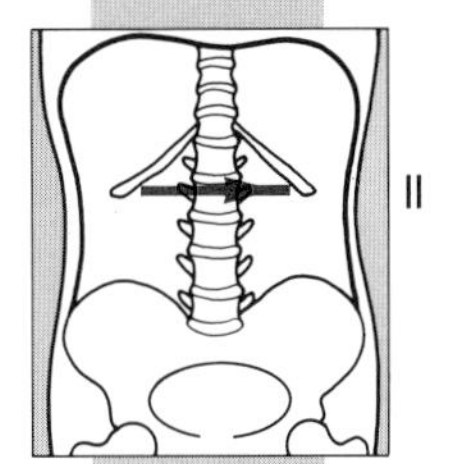
II

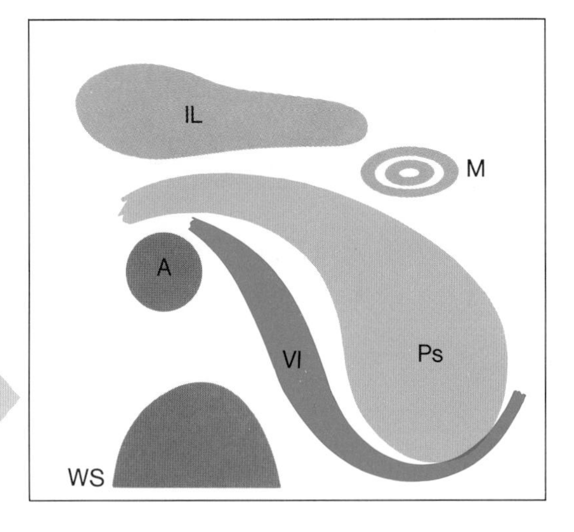
IL
M
A
VI
Ps
WS

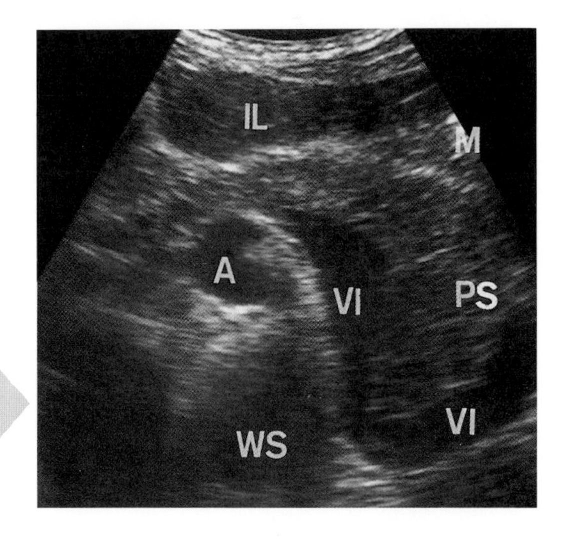
IL
M
A
VI
PS
WS
VI

Oberrand Pankreaskorpus quer

Schnittführung

Angulation des Applikators aus der Mediane (quer) nach kaudal (= Verkleinerung des Winkels zwischen Applikator und Körperlängsachse) auf ca. 20°.

Organtopographie

Darstellung des Truncus coeliacus unterhalb des linken Leberlappens.

Abkürzungen (Abb. 19c)

A	Aorta abdominalis
Al	A. lienalis
Ahc	A. hepatica communis
C	V. cava inferior
Lbq	Lobus quadratus
Lf	Ligamentum falciforme
lL	linker Leberlappen
P	Pankreas
Trc	Truncus coeliacus
Vp	V. portae

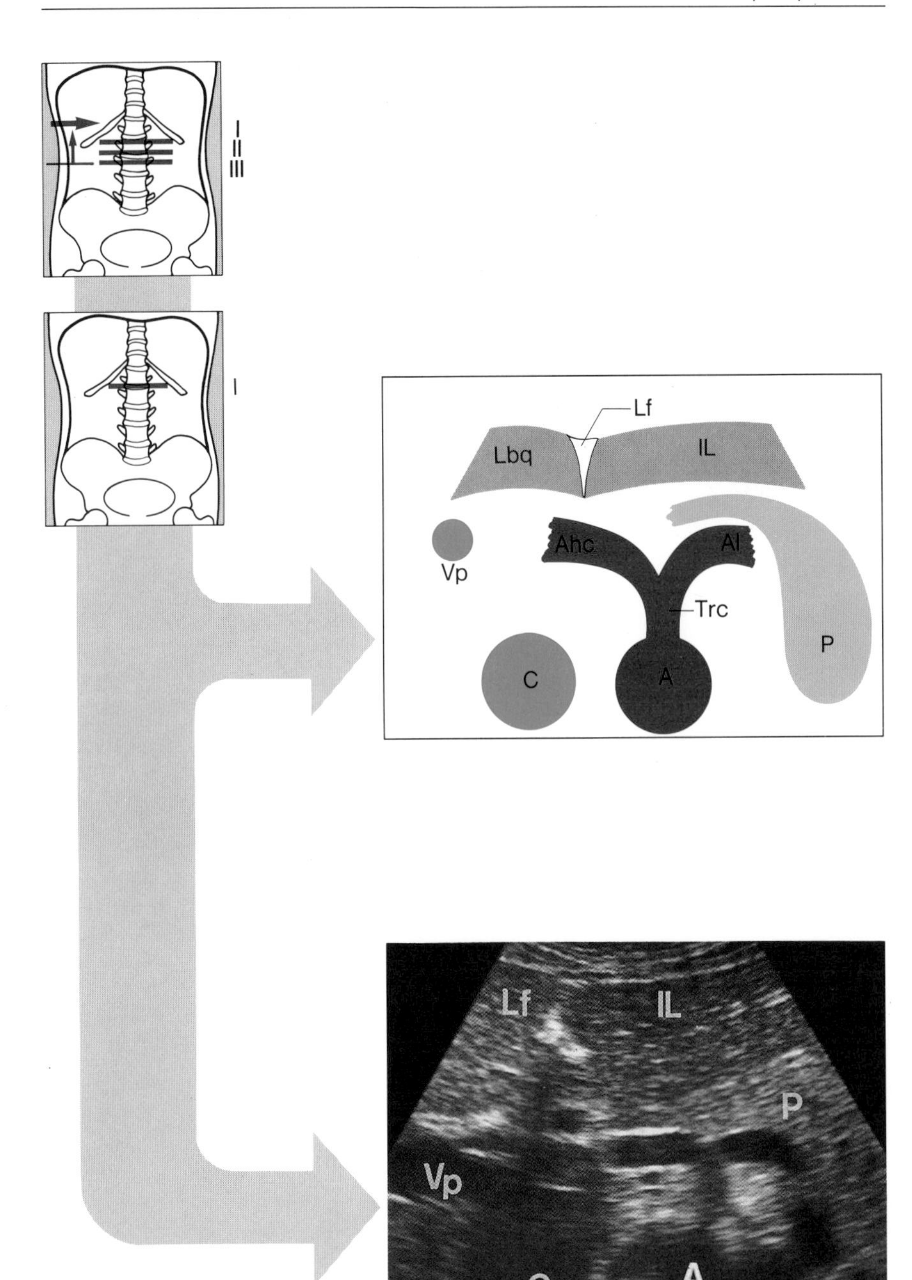
I
II
III
I
Lf
Lbq
lL
Vp
Ahc
Al
Trc
P
C
A
Lf
lL
P
Vp
C
A

Unterrand der Pankreaskorpusloge (Nierengefäße) – quer

Schnittführung

Angulation des Applikators aus der Mediane (quer) nach kranial (= Vergrößerung des Winkels zwischen Applikator und Körperlängsachse) auf ca. 30°.

Organtopographie

Darstellung der aus Cava und Aorta abgehenden Nierengefäße unterhalb des Pankreas.

Merke
Das Pankreaskorpus ist ca. 2–3 cm breit, so daß die Strukturen dieser Region nur durch Angulation herauszuarbeiten sind!

Abkürzungen (Abb. 19d)

A	Aorta abdominalis
Ams	A. mesenterica superior
Ard	A. renalis dextra
Ars	A. renalis sinistra
C	V. cava inferior
P	Pankreas
Vl	V. lienalis
Vrs	V. renalis sinistra

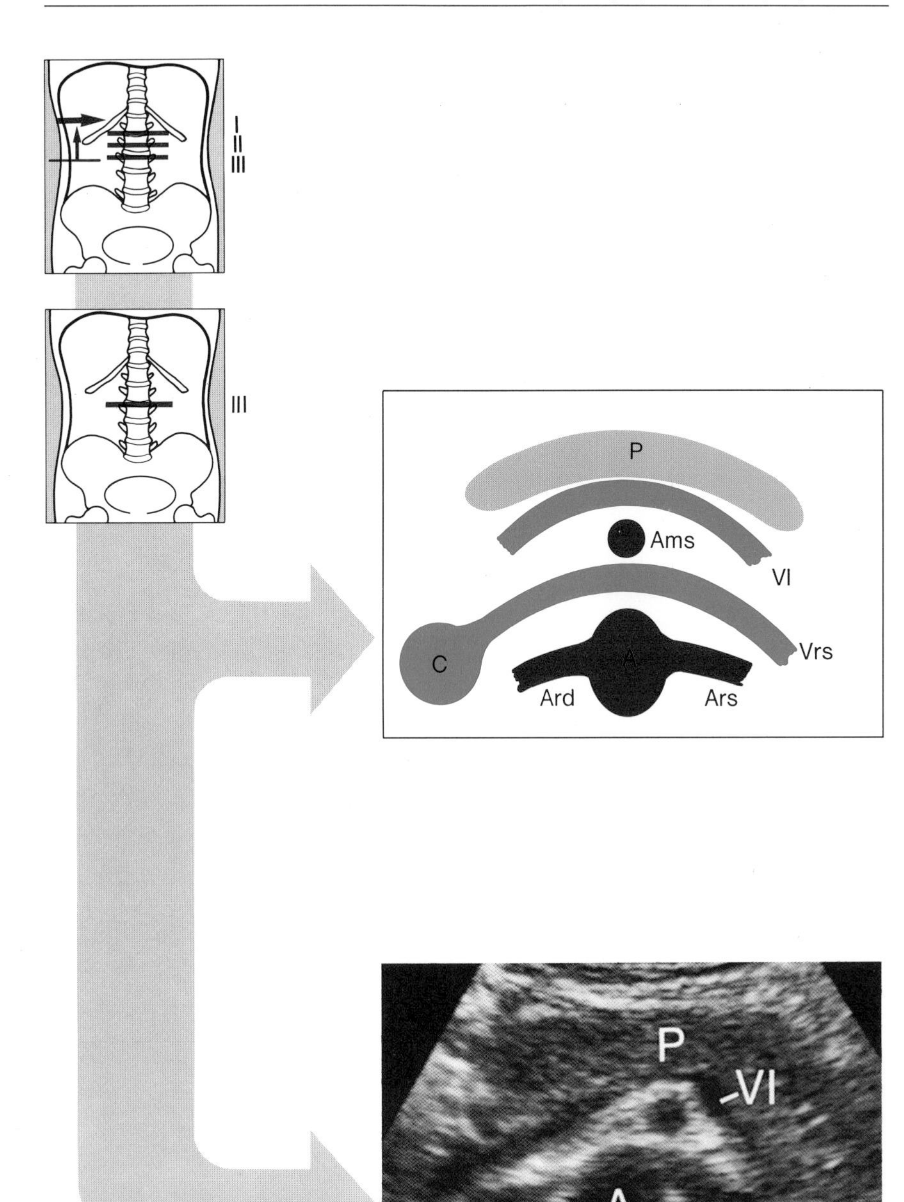
I
II
III
III
P
Ams
Vl
C
A
Vrs
Ard
Ars
P
Vl
A
C
Ard
Ars

Pankreaskopf halbschräg (»Pankreaskopf-Dreieck«)

Orientierung

Gallenblase – Confluens venosus – V. cava inferior.

Abkürzungen (Abb. 20)

C	V. cava inferior
Cp	Caput pancreatis
Cv	Confluens venosus
D	Duodenum
Dp	Ductus pancreaticus
Gb	Gallenblase
Pu	Processus uncinatus
Bw	Bauchwand

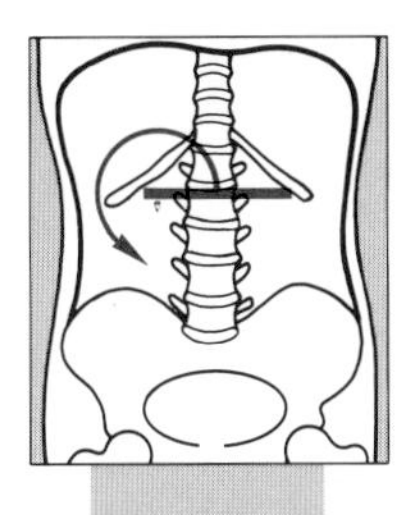

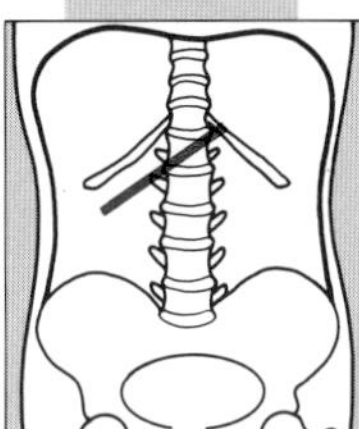

Reproduktion mit freundlicher Genehmigung des Verlages Urban & Schwarzenberg aus R. Lorenz »Bildgebende Verfahren«, in: Innere Medizin (Hrsg. Classen, Diehl, Kochsiek 1991).

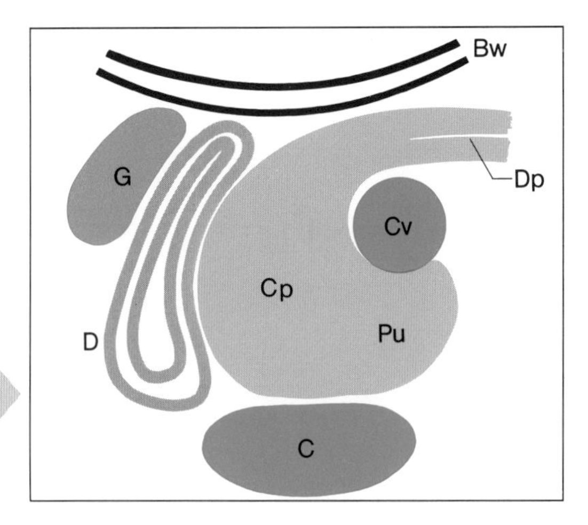

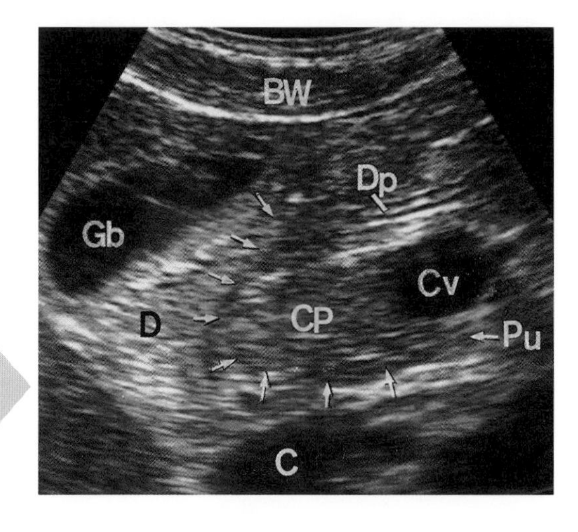

Niere (links) von lateral (Organlängsachse)

Schnittführung

Linke Flanke längs bzw. halbschräg.

Abkürzungen (Abb. 21)

Di	Zwerchfell
N	linke Niere
M	Milz

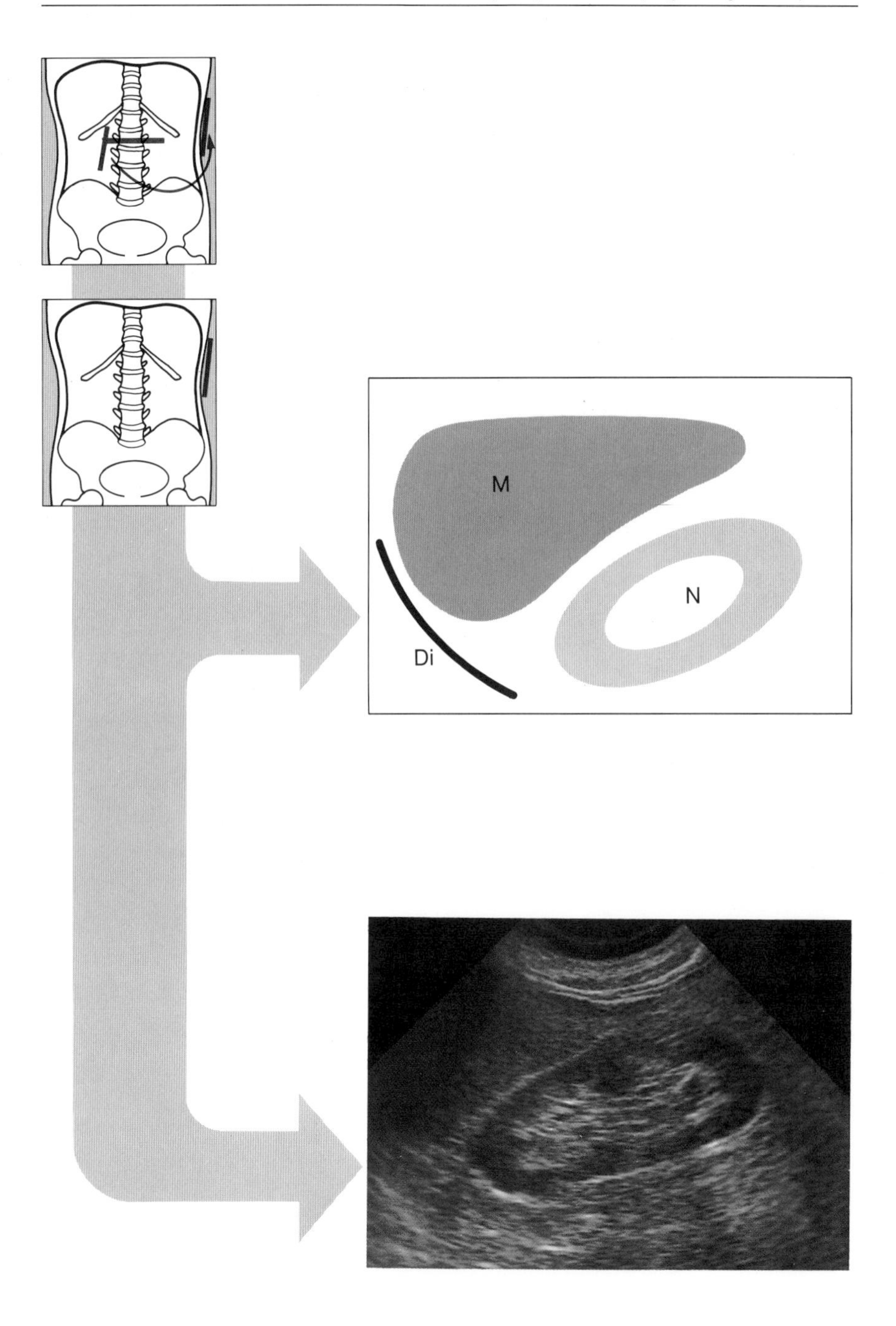
M
N
Di

Milzhilus, Pankreasschwanz

Schnittführung

Subkostal, interkostal links lateral.

Organtopographie

Milz, Beziehung Pankreas – Milz.

Merke
Unterhalb des Pankreasschwanzes liegt die linke Nebenniere!
Sie liegt zwischen Pankreasschwanz und oberem Nierenpol medial!
Normales Organ beim Erwachsenen praktisch nicht abzugrenzen!

Abkürzungen (Abb. 22)

Co linke Kolonflexur
M Milz
P Pankreasschwanz
Vl V. lienalis

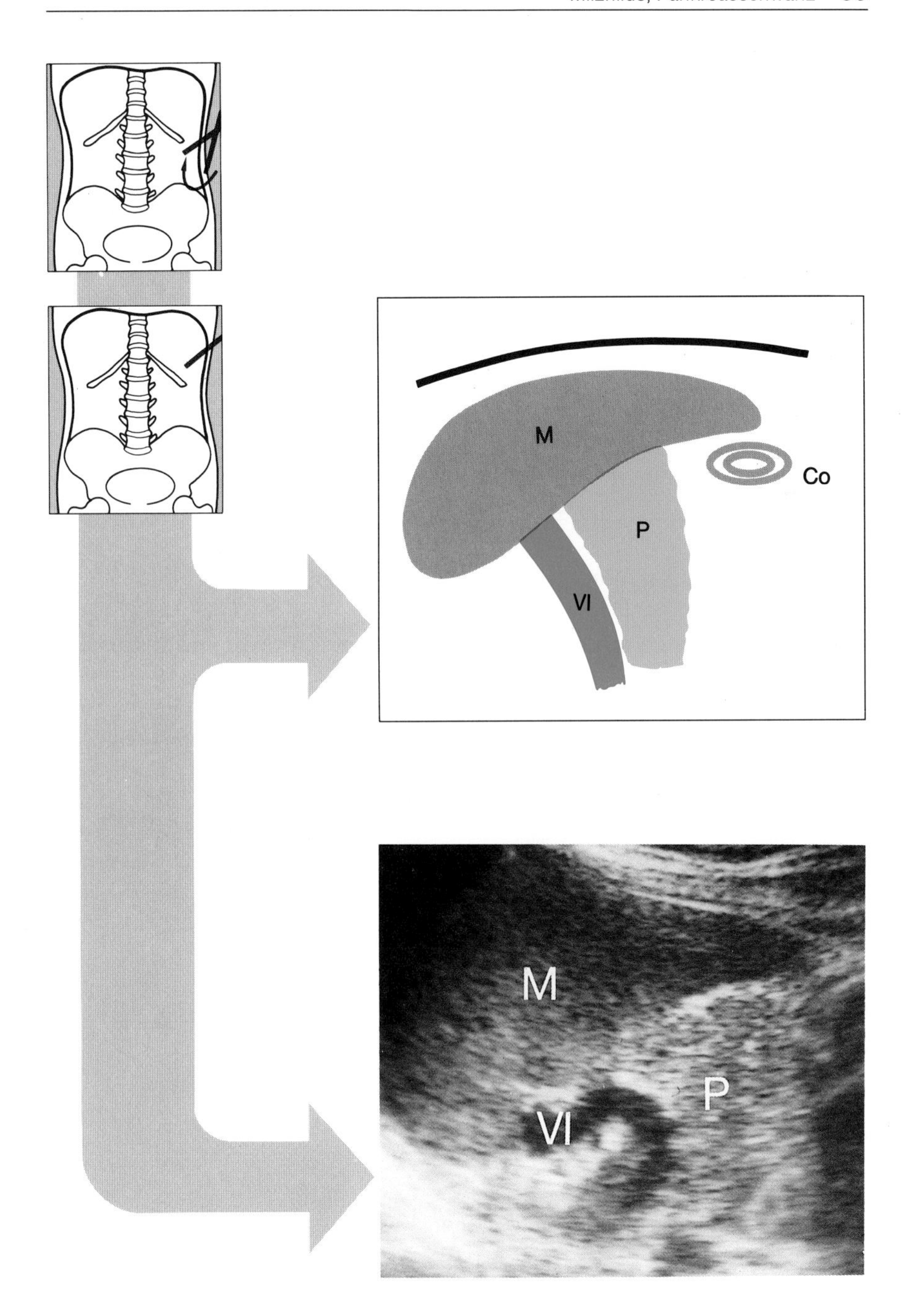
M
Co
P
Vl
M
P
Vl

Niere (links) quer (Organquerachse)

Schnittführung

Quer von links dorsal lateral.

Organtopographie

Laterale und mediale Organkontur.
(*Oben* im Bild: lateral; *unten*: medial; *links*: ventral; *rechts*: dorsal.)

Merke
Wichtiger Schnitt (2. Organebene), sollte unbedingt durchgeführt werden!
Nebenniere kranial-medial des oberen Nierenpols unter dem Pankreasschwanz gelegen!

Abkürzungen (Abb. 23a)

Co Colon descendens
N linke Niere
Mp M. iliopsoas

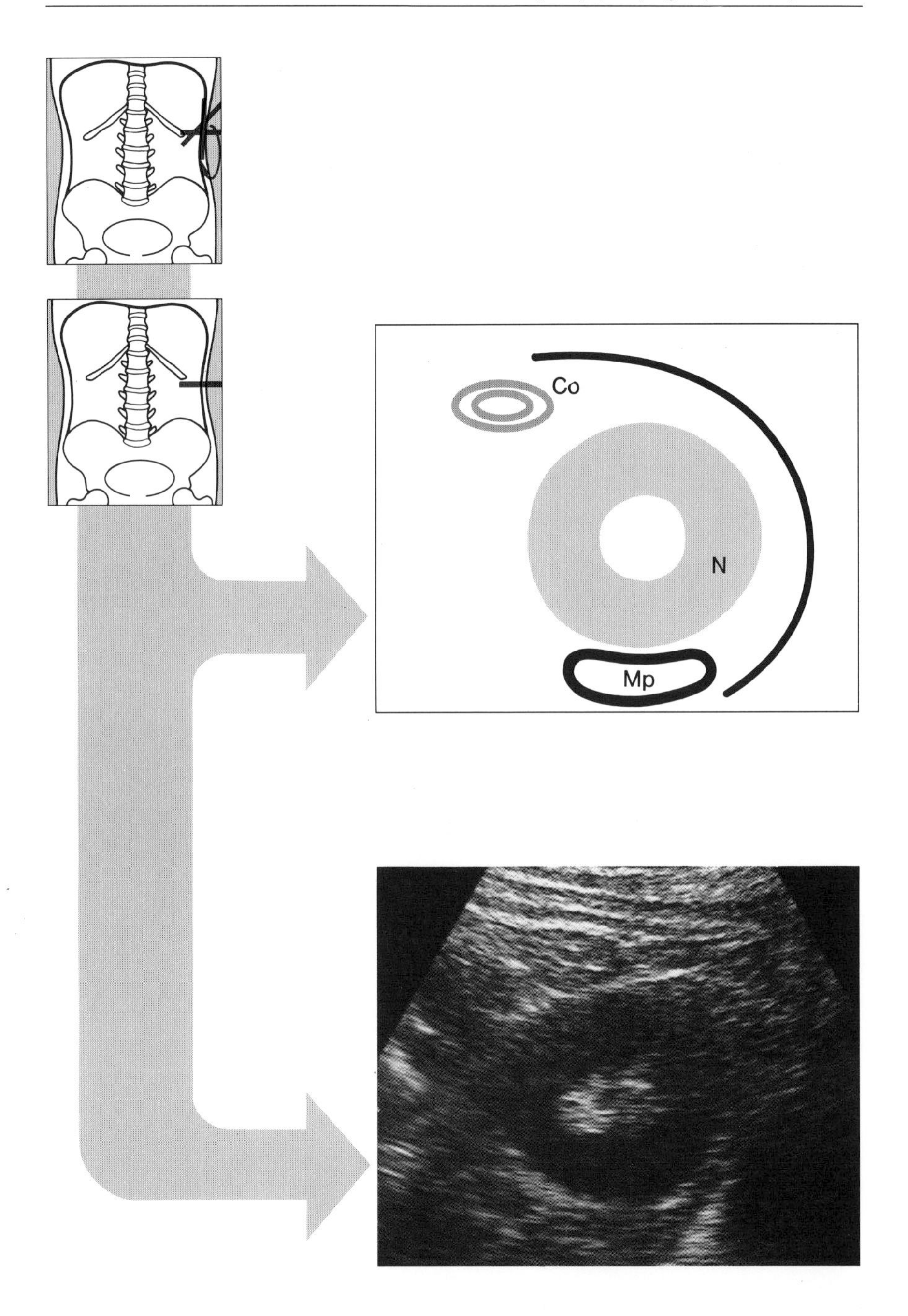
Co
N
Mp

Nierenhilus (links) quer

Schnittführung

Ventral quer distal der Pankreasloge, Applikator leicht kaudal anguliert.

Abkürzungen (Abb. 23b)

A	Aorta abdominalis
Ams	A. mesenterica superior
Ard	A. renalis dextra
Ars	A. renalis sinistra
C	V. cava inferior
Vms	V. mesenterica superior
Vrs	V. renalis sinistra

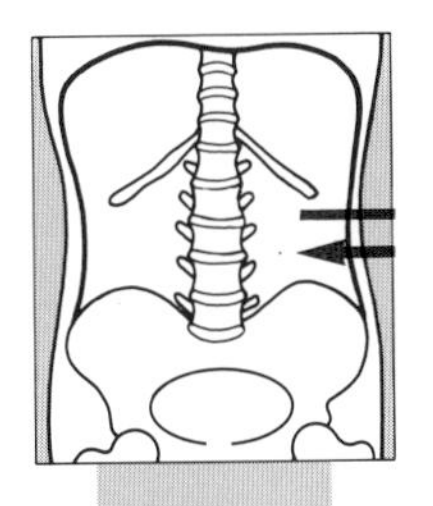

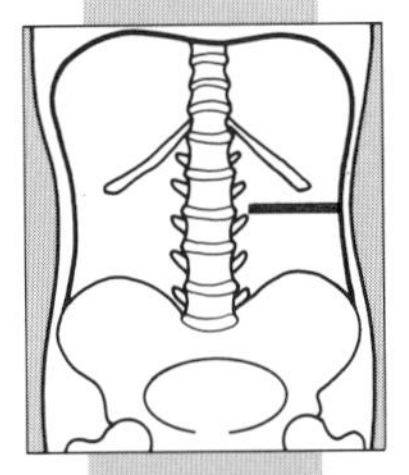

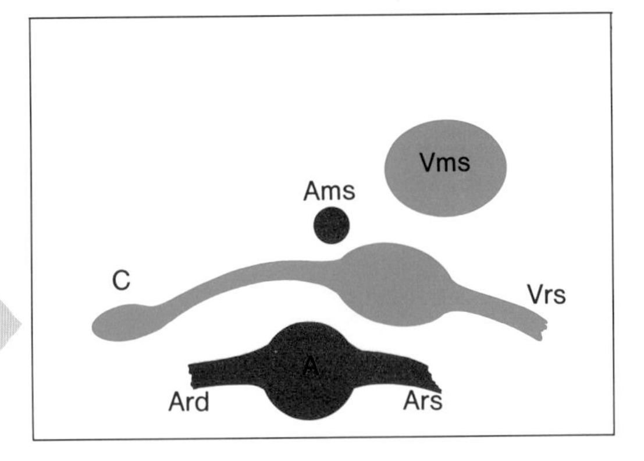
Vms
Ams
C
Vrs
A
Ard
Ars

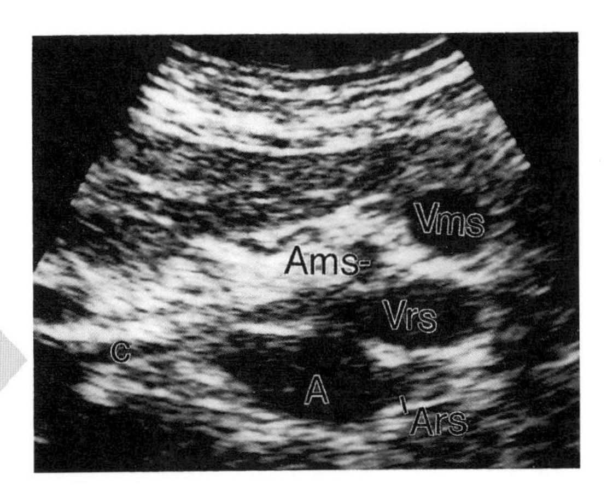
Vms
Ams
Vrs
C
A
Ars

Milz quer

Schnittführung

Querschnitt von links-lateral subkostal bzw. interkostal.

Organtopographie

Milzhilus, Pankreasschwanz, evtl. li Nebenniere (patholog.).

Orientierung

Pankreasschwanz medial im Milzhilus gelegen.

Abkürzungen (Abb. 24)

Al	A. lienalis
D	Diaphragma
M	Milz
P	Pankreasschwanz
Vl	V. lienalis

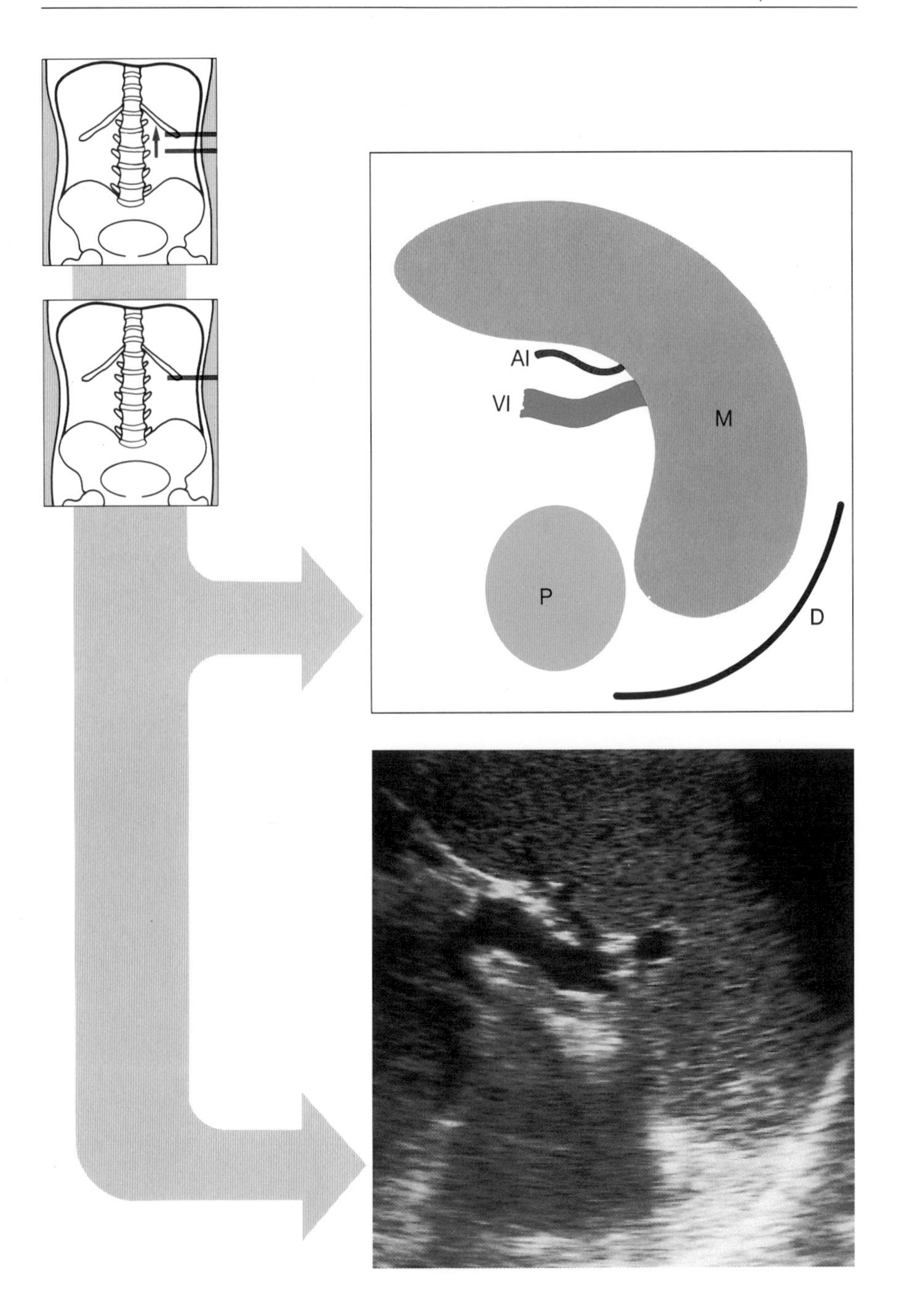
AI
VI
M
P
D

V. cava inferior längs

Schnittführung

Abdomen infradiaphragmal rechts paramedian längs.

Organtopographie

V. cava, Leberpforte, Pankreaskopfareal.

Abkürzungen (Abb. 25a)

Agd	A. gastroduodenalis
Ard	A. renalis dextra
C	V. cava inferior
Dc	Ductus choledochus
RdAh	Ramus dexter Arteriae hepaticae
P	Pankreas
Vp	V. portae

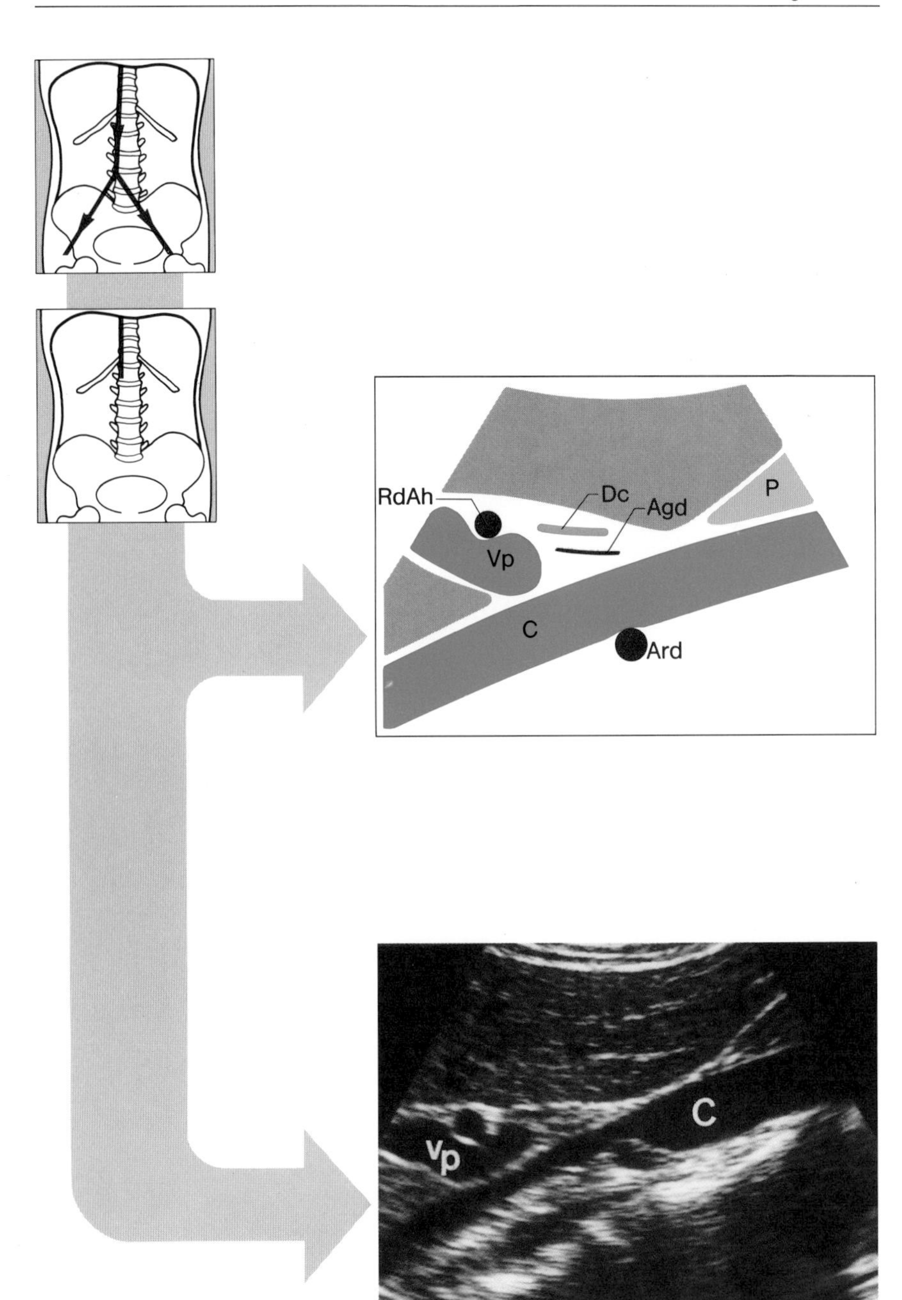
RdAh
Dc
Agd
P
Vp
C
Ard
vp
C

Aorta abdominalis längs (I)

Schnittführung

Abdomen (infradiaphragmal) links paramedian.

Abkürzungen (Abb. 25b)

A Aorta abdominalis
lL linker Leberlappen

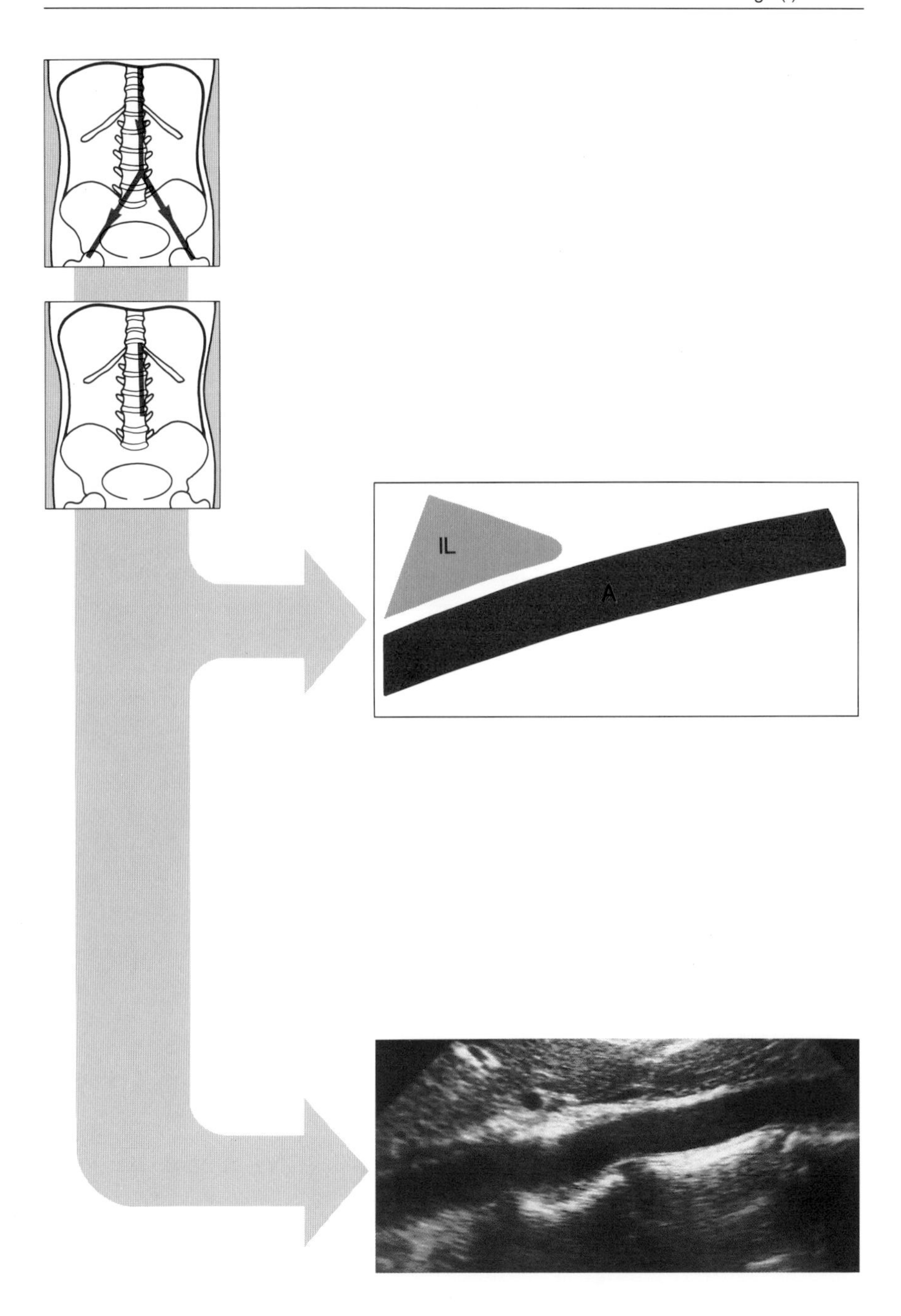
IL
A

Aorta abdominalis längs (II)

Schnittführung

Abdomen links paramedian (kaudal zu Schnitt I).

Organtopographie

Abgang A. mesenterica superior.

Merke
A. mesentica superior häufig nicht abzugrenzen, da sehr flachwinkliger Abgang und rechts-paraaortaler Verlauf.

Abkürzungen (Abb. 25c)

A	Aorta abdominalis
Ami	A. mesenterica inferior
D	Dünndarm
WS	Wirbelsäule

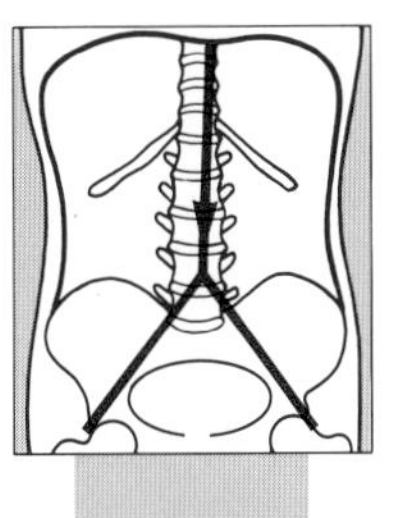

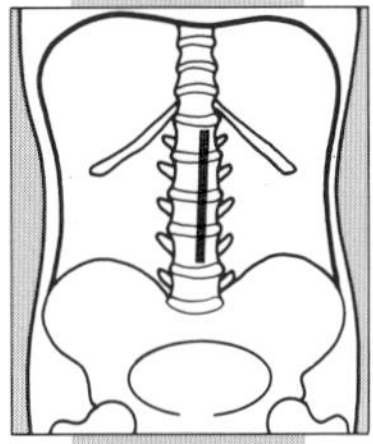

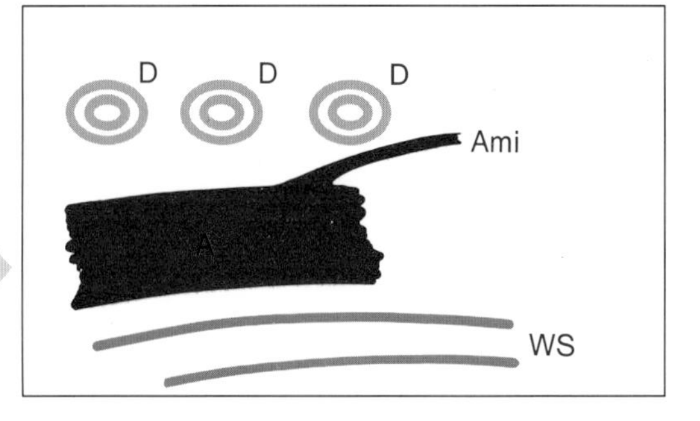
D
D
D
Ami
A
WS

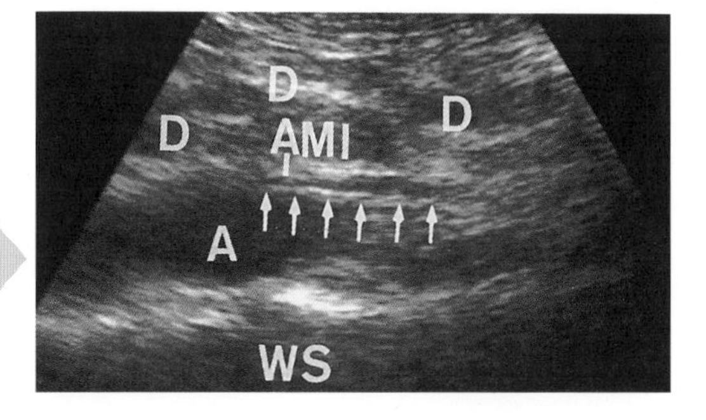
D
D
D
AMI
A
WS

Aorta abdominalis längs (III)

Schnittführung

Abdomen Mitte links paramedian (Verlängerung kaudal zu Schnitt III).

Organtopographie

Bifurkation (Aorta konisch verjüngt).

Abkürzungen (Abb. 25d)

A	Aorta abdominalis
Ab	Aortenbifurkation
lL	linker Leberlappen

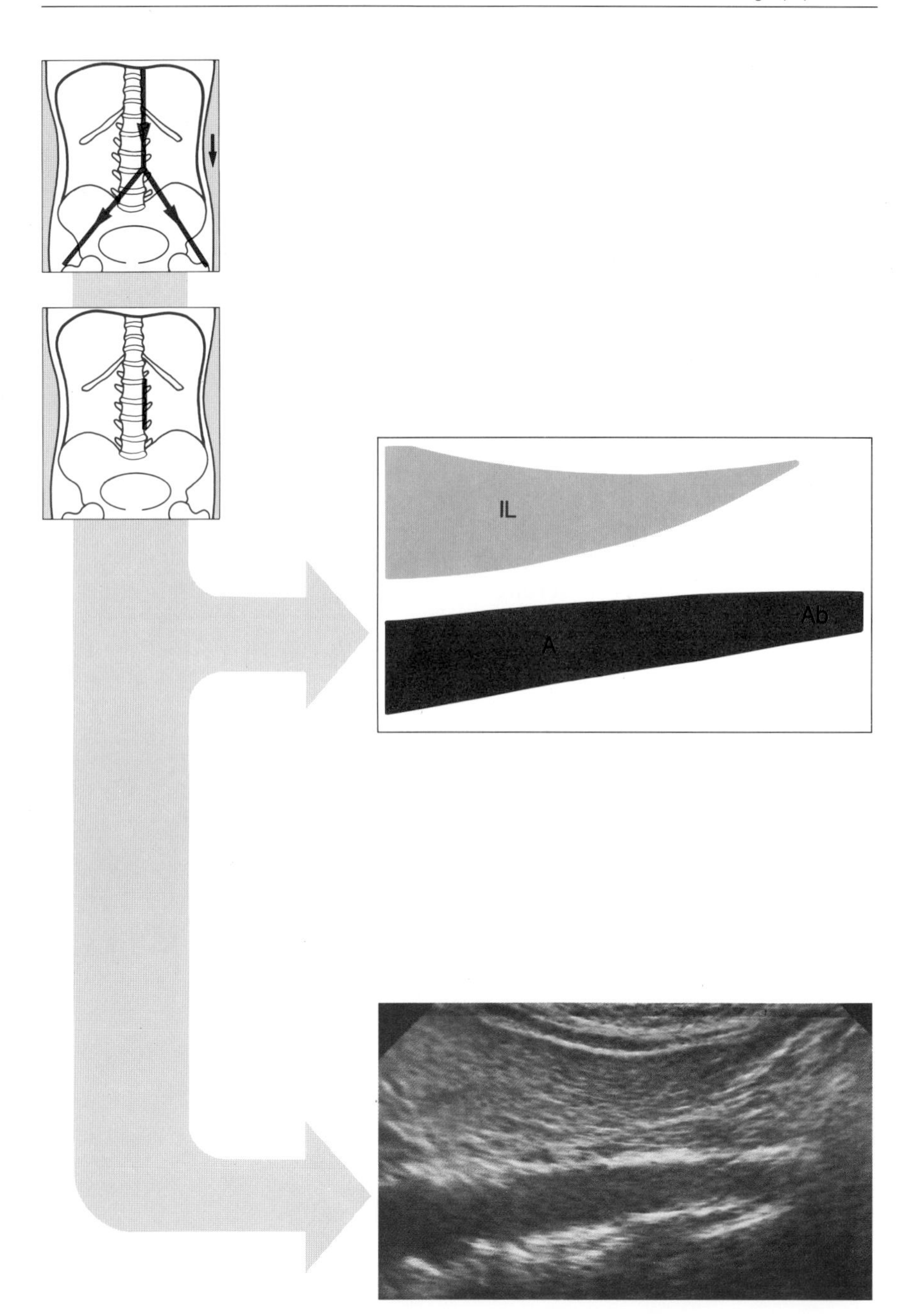
IL
A
Ab

Beckenwandgefäße (I)

Schnittführung

Beckenwand halbschräg.

Organtopographie

Abgang der A. iliaca interna, Gefäße längs.

> **Merke**
> Die A. iliaca interna ist häufig nicht abzugrenzen, gut abgrenzbar bei arteriosklerotischer Erweiterung.

Abkürzungen (Abb. 26a)

Aic	A. iliaca communis
Aie	A. iliaca externa
Aii	A. iliaca interna

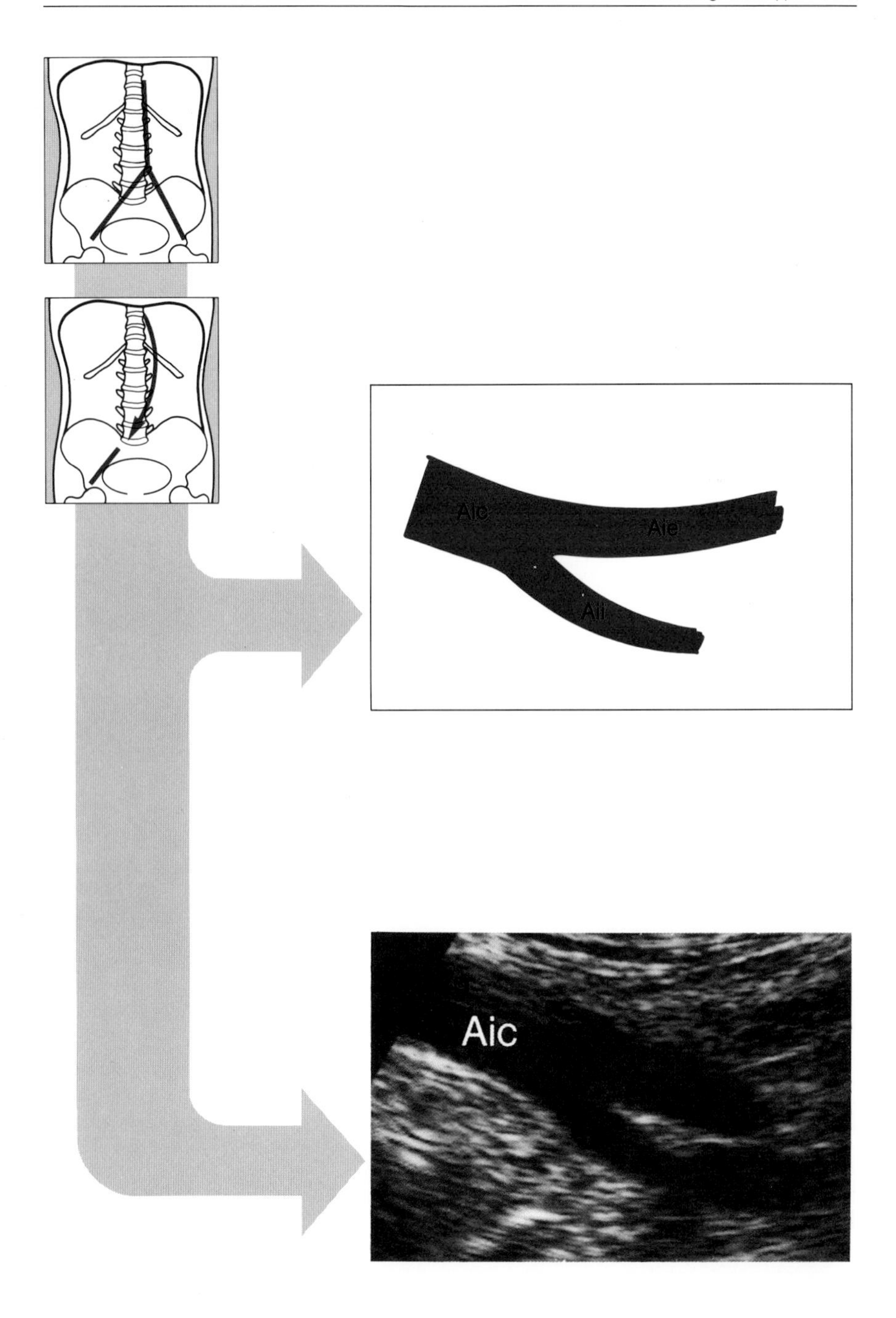
Aic
Aie
Aii
Aic

Beckenwandgefäße längs (II)

Schnittführung

Beckenwand halbschräg.

Merke
Die Arterie liegt ventral der Vene!

Abkürzungen (Abb. 26b)

Aie	A. iliaca externa
D	Dünndarm
Vie	V. iliaca externa

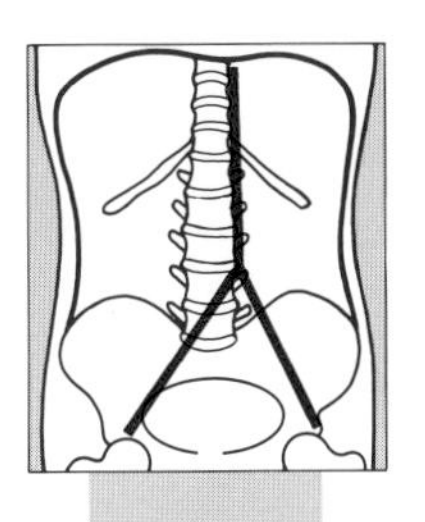

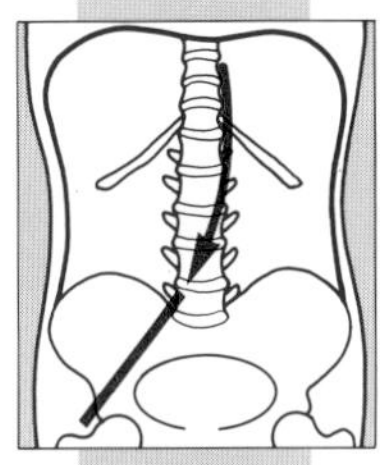

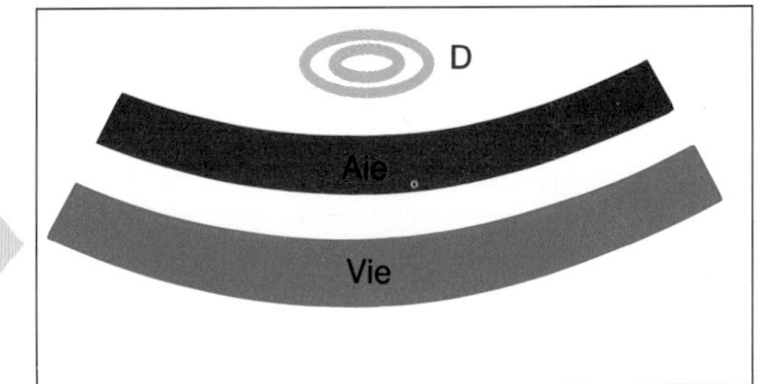
D
Aie
Vie

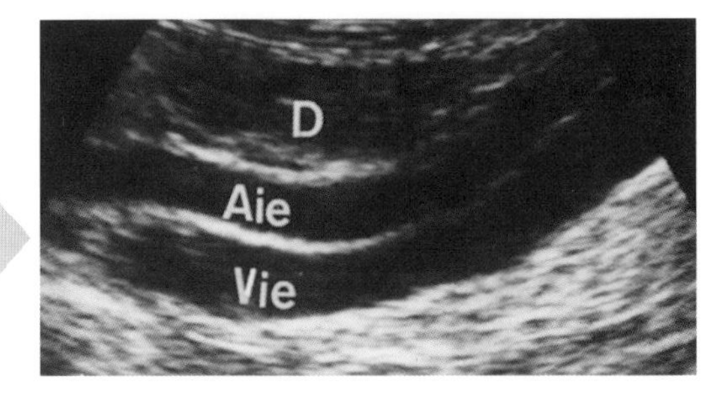
D
Aie
Vie

Weibliches inneres Genitale, längs

Schnittführung

Becken median längs.

Organtopographie

Corpus uteri, Portio, Vagina hinter der Blase.

> **Merke**
> Lage des Uterus abhängig vom Füllungszustand der Blase! Bei leerer Blase Uterus anteflexiert, sofern nicht fixiert.

Abkürzungen (Abb. 27a)

B	Harnblase
P	Portio
U	Uterus
V	Vagina

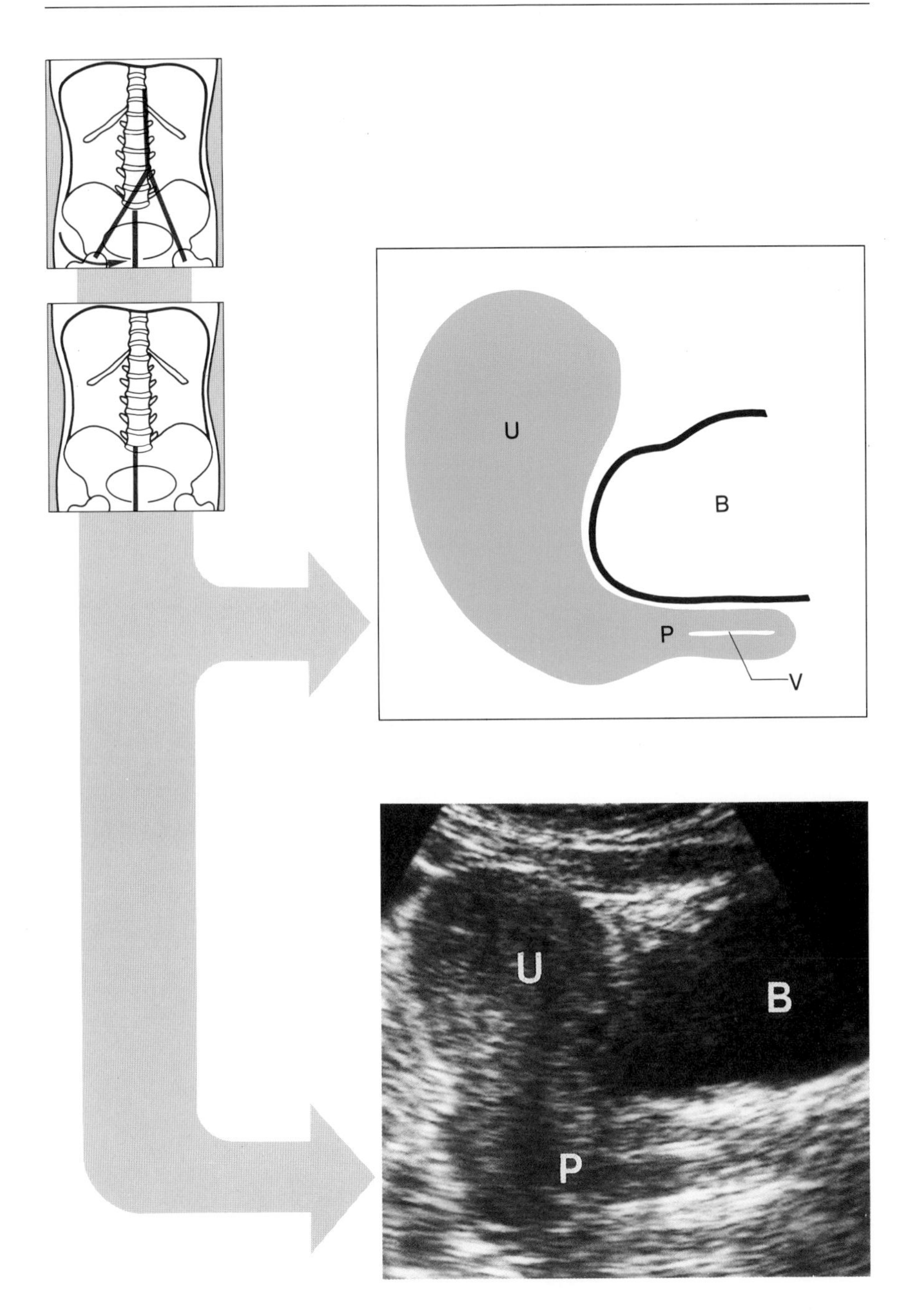
U
B
P
V
U
B
P

Männliches inneres Genitale, längs

Schnittführung

Becken median längs.

Organtopographie

Prostata längs, Blase längs.

Abkürzungen (Abb. 27b)

B	Harnblase
Pr	Prostata
→	Kalk

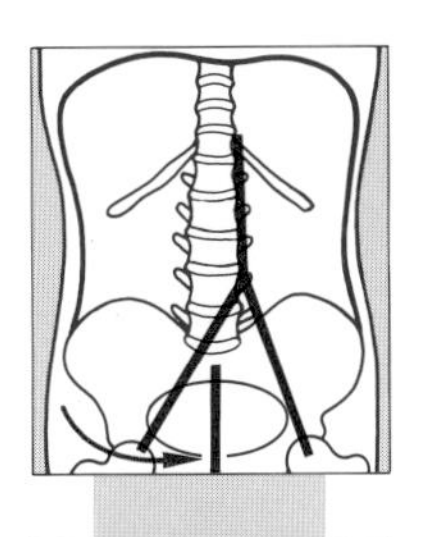

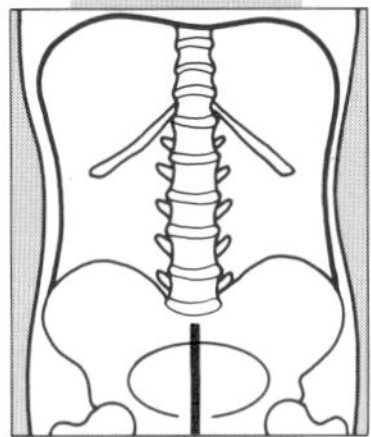

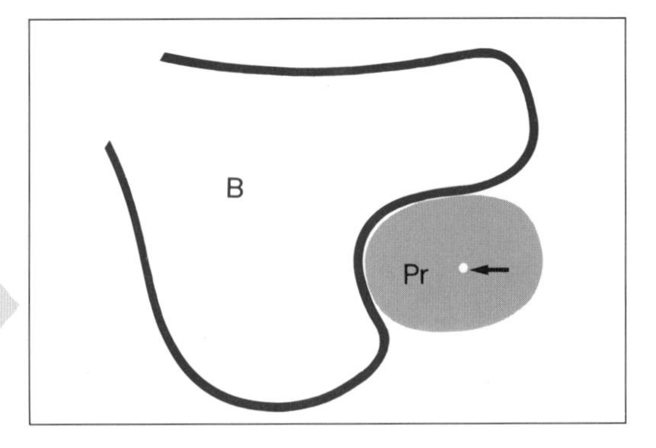
B
Pr

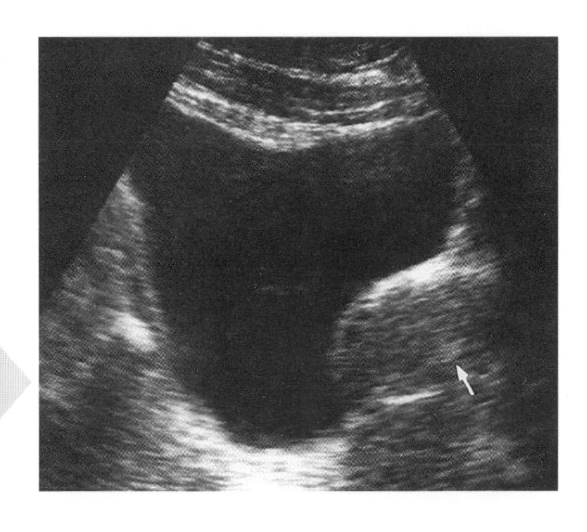

Weibliches inneres Genitale, quer (I)

Schnittführung

Suprasymphysär quer.

Organtopographie

Portio uteri hinter der Harnblase.

Abkürzungen (Abb. 28a)

B	Harnblase
Po	Portio

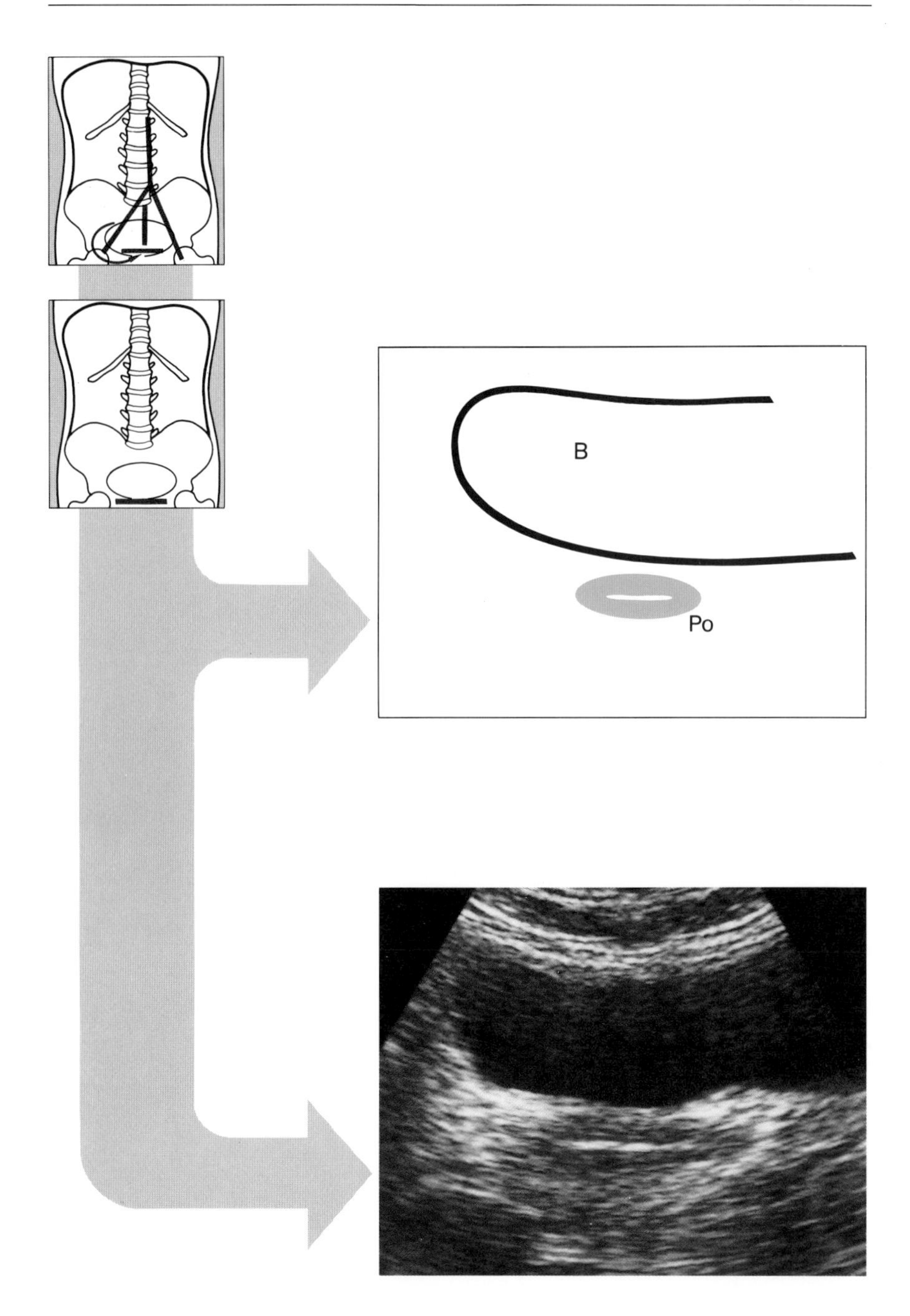
B
Po

Weibliches inneres Genitale, quer (II)

Schnittführung

Suprasymphysär quer (kranial zu Schnitt I).

Organtopographie

Corpus uteri mit Adnexen hinter der Blase.

Abkürzungen (Abb. 28b)

Ad	Adnexe
B	Harnblase
U	Corpus uteri

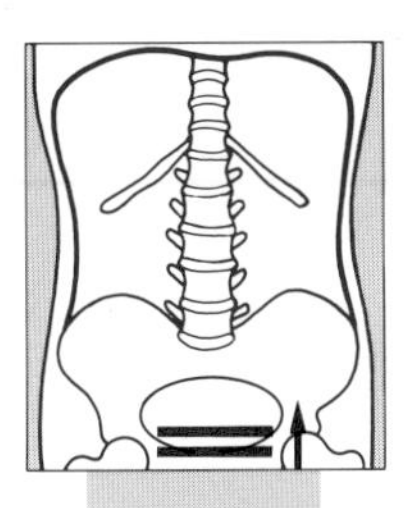

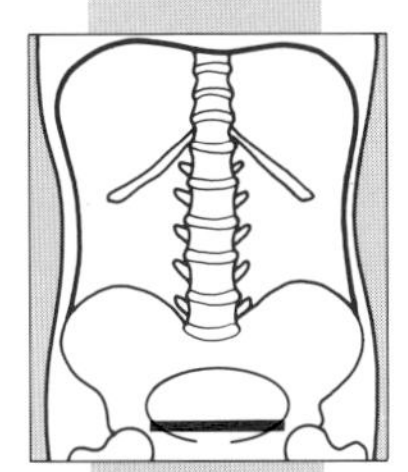

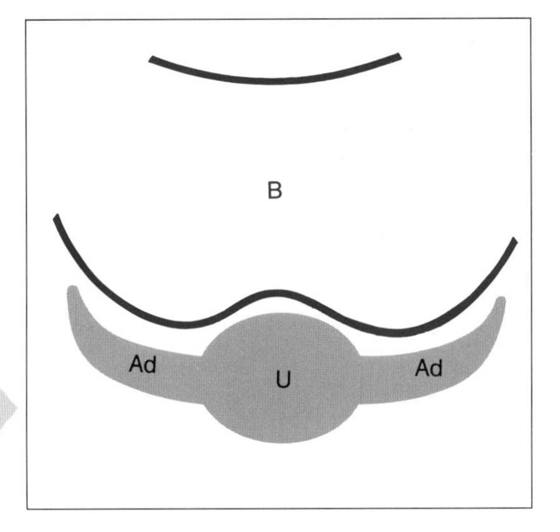
B
Ad
U
Ad

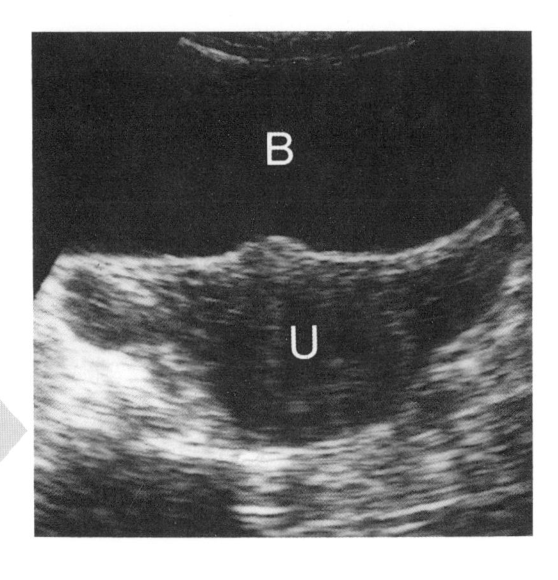
B
U

Männliches inneres Genitale, quer (I)

Schnittführung

Suprasymphysär quer.

Organtopographie

Prostata zwischen Blasenboden (ventral) und Rektum (dorsal).

Abkürzungen (Abb. 28c)

A	Adenom
B	Harnblase
Pr	Prostata
R	Rektum

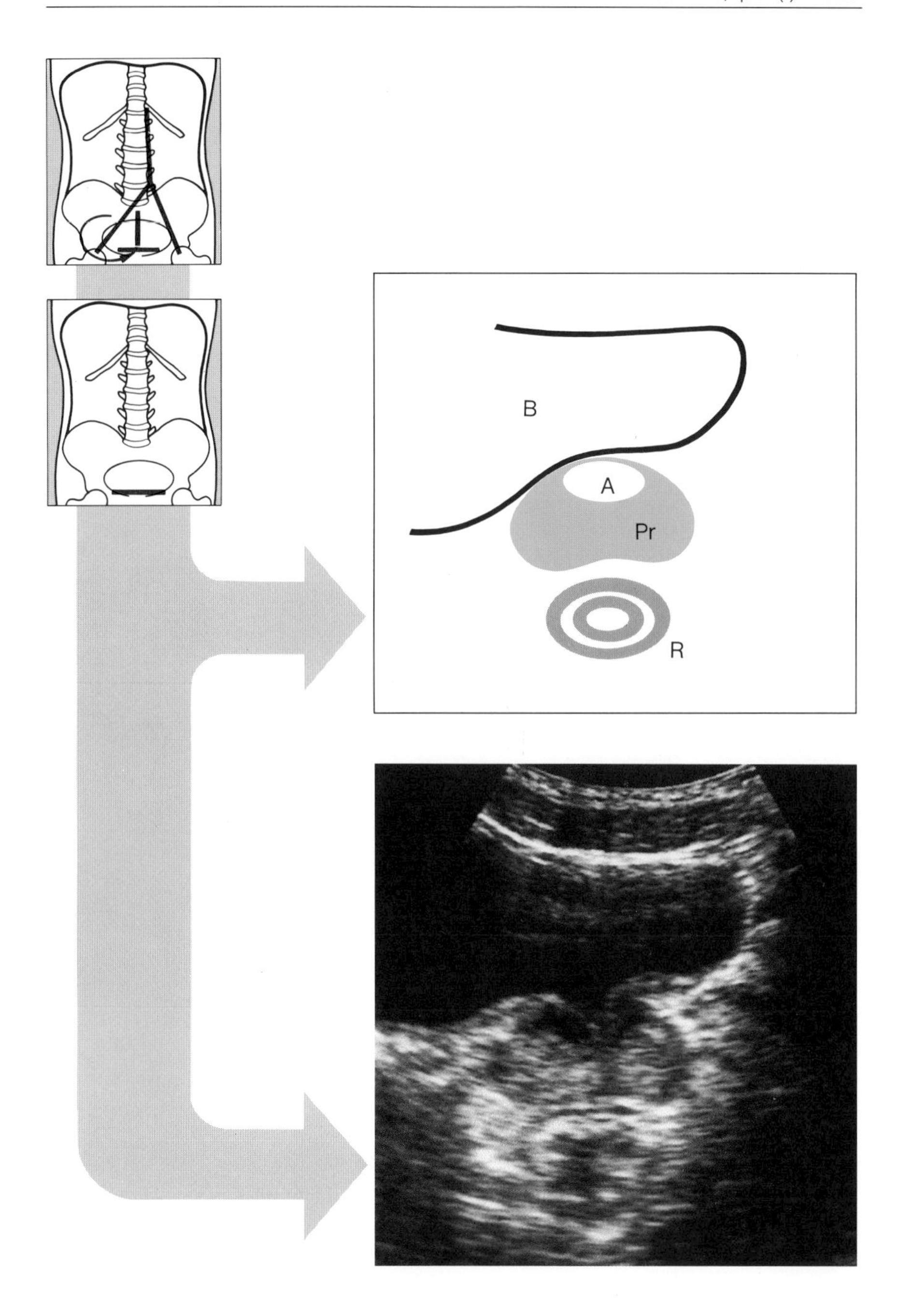

B
A
Pr
R

Männliches inneres Genitale quer (II)

Schnittführung

Suprasymphysär quer (kranial zu Schnitt I).

Organtopographie

Samenbläschen dorso-kranial des Blasenbodens.
Bild der »Kellnerfliege«.

Merke
Samenbläschen liegen kranial der Prostata!

Abkürzungen (Abb. 28d)

B Harnblase
Sb Samenbläschen

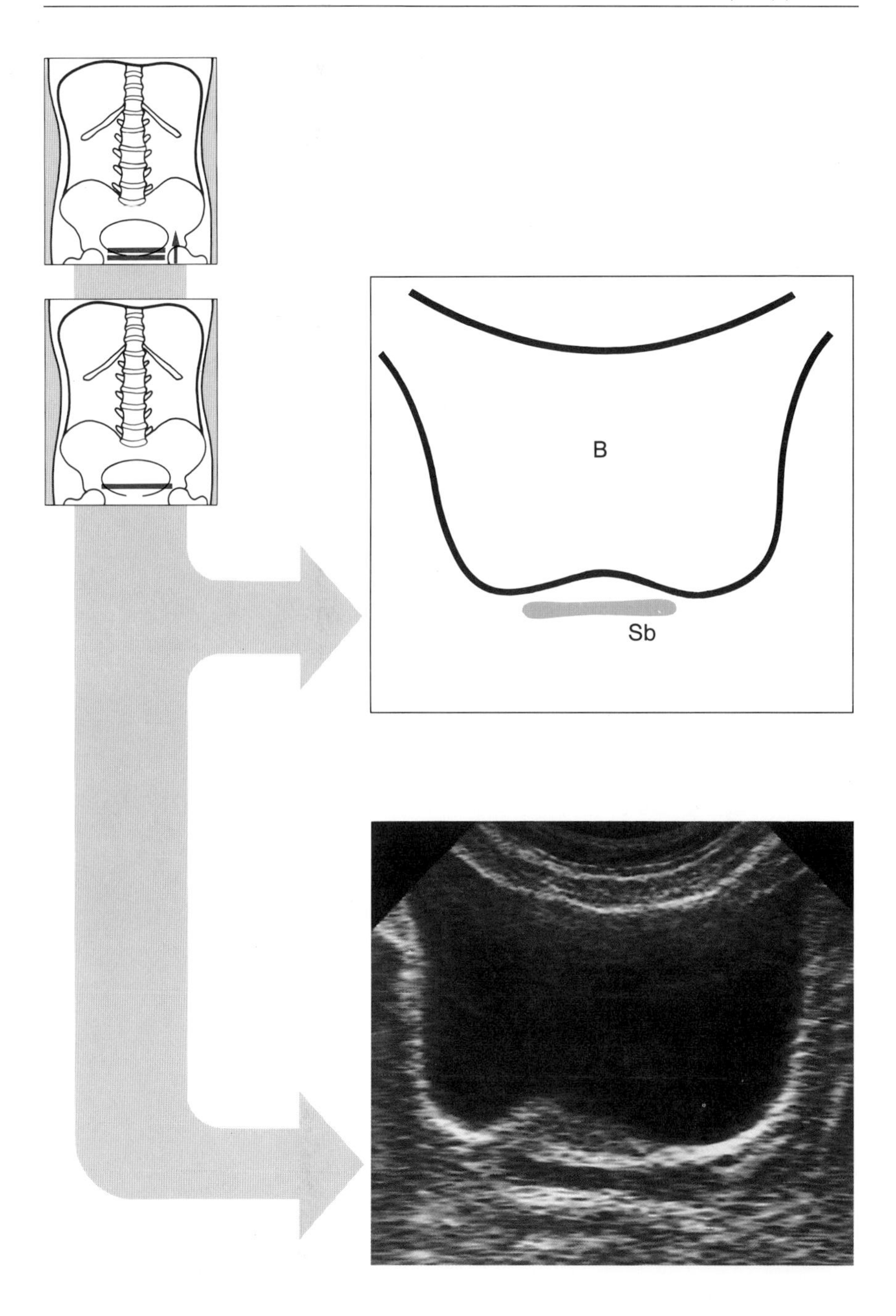
B
Sb

Große Abdominalgefäße quer (I)

Schnittführung

Quer in Höhe LWK IV.

Organtopographie

Aortenbifurkation vor der Wirbelsäule.

Orientierung

V. cava liegt rechts von der Aorta!

Abkürzungen (Abb. 29a)

Aicd	A. iliaca communis dextra
Aics	A. iliaca communis sinistra
C	V. cava inferior
WS	Wirbelsäule

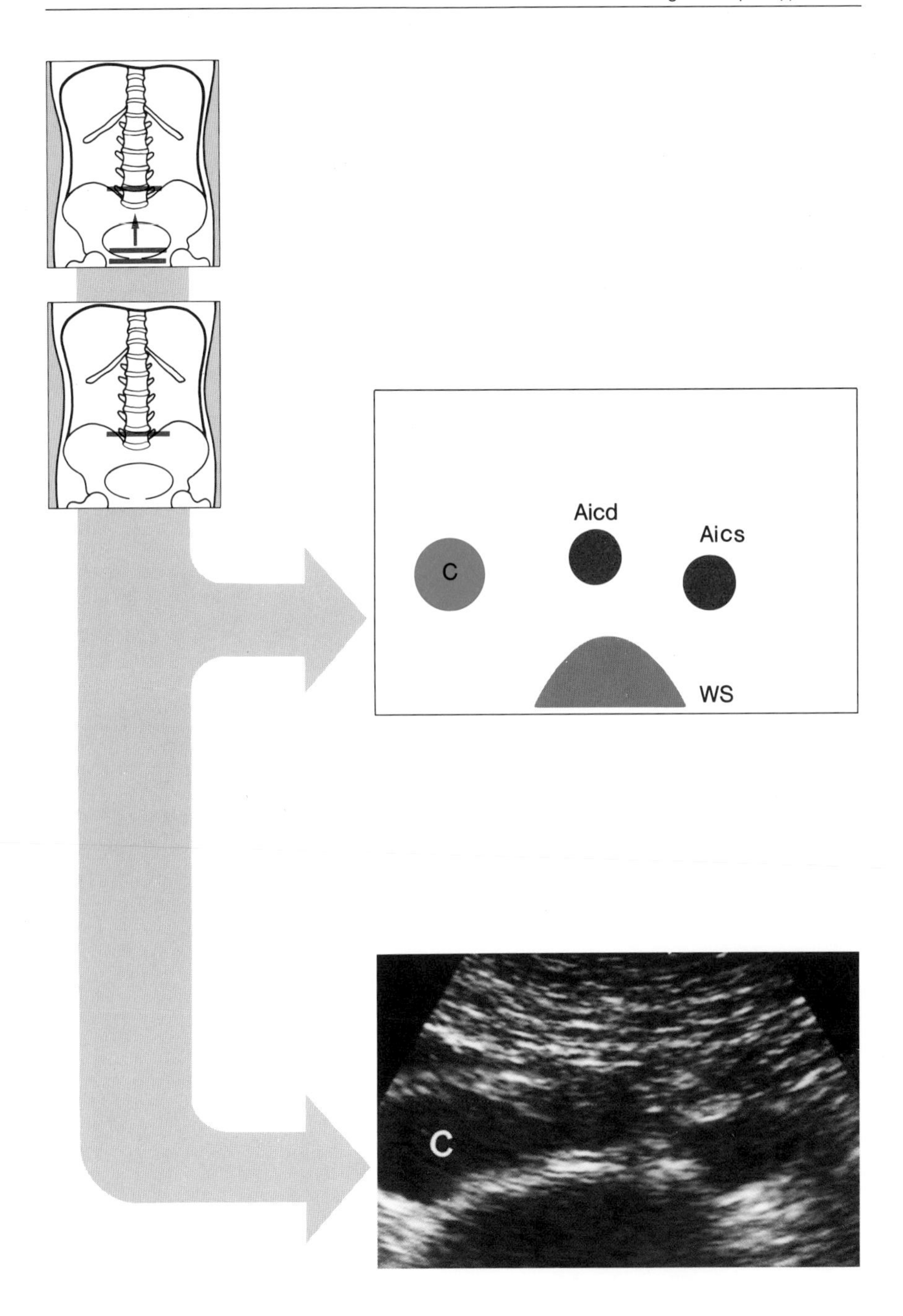
Aicd
Aics
C
WS
C

Große Abdominalgefäße quer (II)

Schnittführung

Quer in Höhe LWK III (oberhalb Schnitt I).

Organtopographie

V. cava inferior, Aorta vor der Wirbelsäule.

Orientierung

V. cava rechts der Aorta.

Abkürzungen (Abb. 29b)

A	Aorta abdominalis
C	V. cava inferior
WS	Wirbelsäule

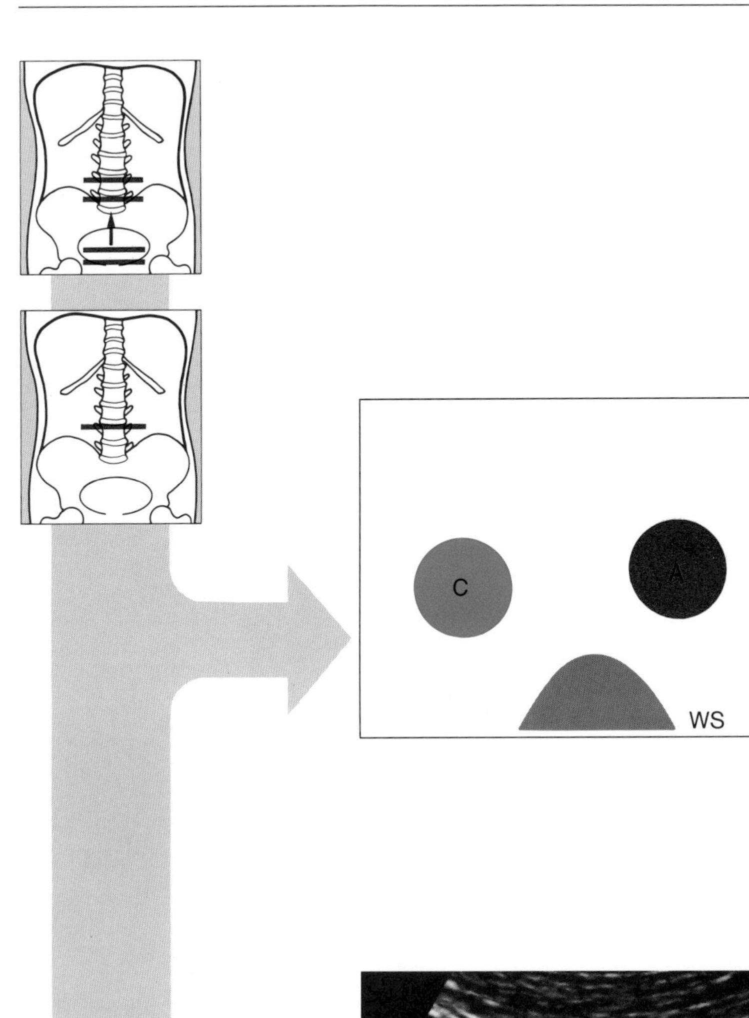
C
A
WS

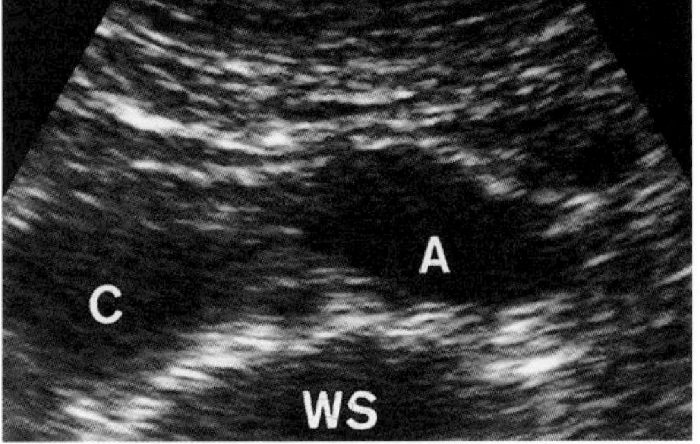
A
C
WS

Beckenwandgefäße quer

Schnittführung

Beckenwand quer.

Merke
Die Arterie liegt ventral der Vene! Die Vene liegt dorsomedial.

Abkürzungen (Abb. 30)

Aic A. iliaca communis
Vic V. iliaca communis

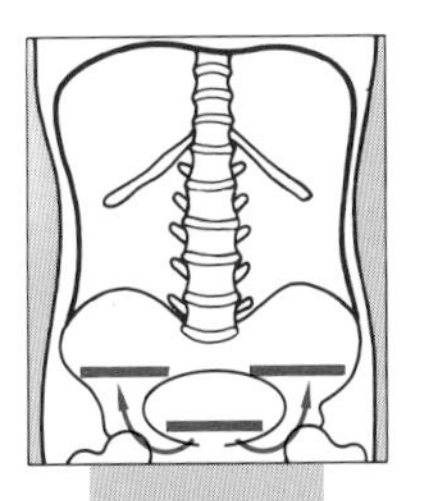

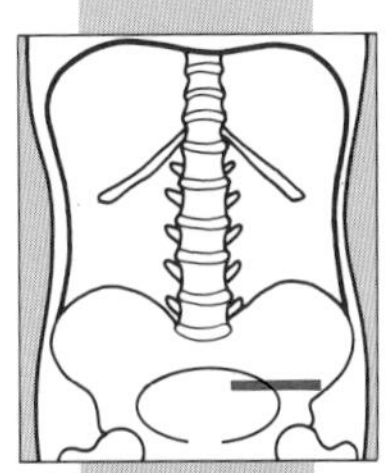

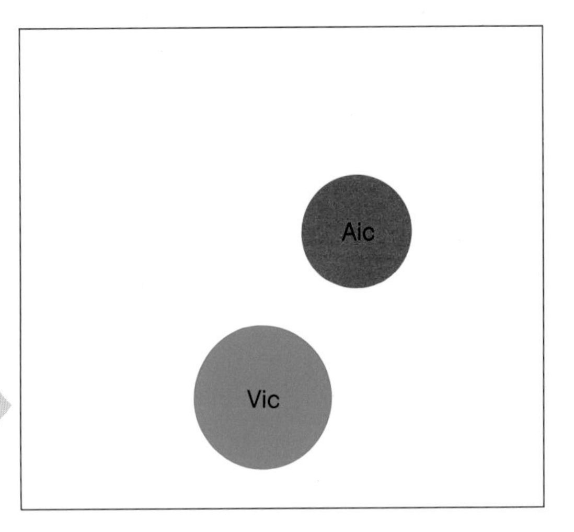
Aic
Vic

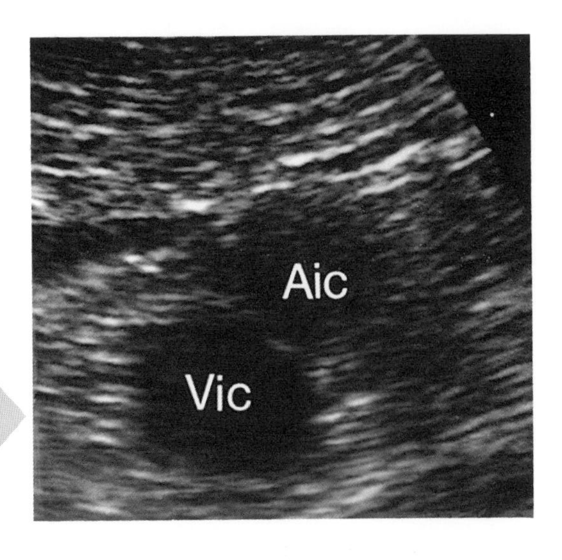
Aic
Vic

IV

Organ- und Gefäßanatomie

Schematischer Aufbau des portalvenösen Systems und seine Beziehung zu den Lebervenen

Abb. 31a

Das Blut der »unpaaren Bauchorgane« wird aus den Vv. mesenterica superior, lienalis und mesenterica inferior (drainiert in die V. lienalis!) über den Confluens venosus (Cv) in der V. portae (Vp) geführt. In der Leberpforte teilt sich die V. portae in einen Ramus dexter (Rd) zum rechten Leberlappen (rL) mit vier Unterästen zu dessen 4 Segmenten sowie einen Ramus sinister (Rs). Dieser gibt jeweils einen Ast ab an den Lobus quadratus (Lbq), Lobus caudatus (Lbc) sowie den linken Leberlappen (lL).

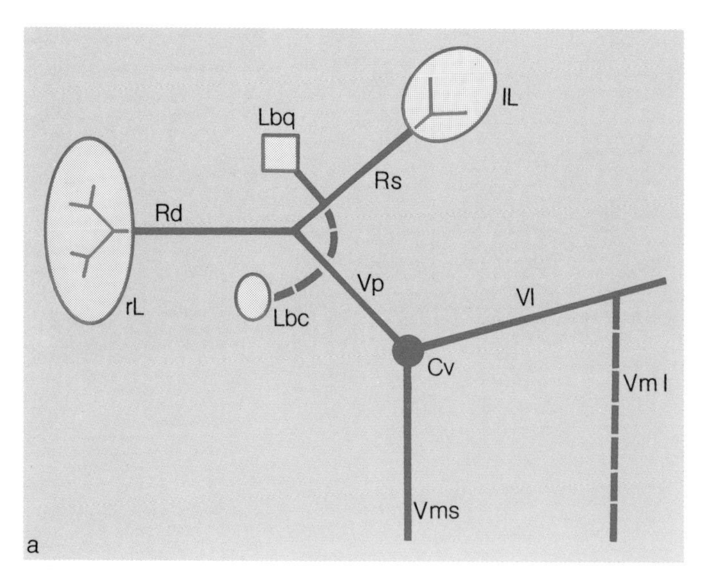

Abb. 31a

Abb. 31b
Verlaufsformen der V. portae (mit Winkelbildung zur Körperquerachse).
I 45° häufigste Form (ca. 70 %)
II 90°
III 0°

Aus den verschiedenen Verlaufsformen resultieren beim Längsanschnitt der Leberpforte folgende Anschnittformen:

I längsoval

II längs

III quer

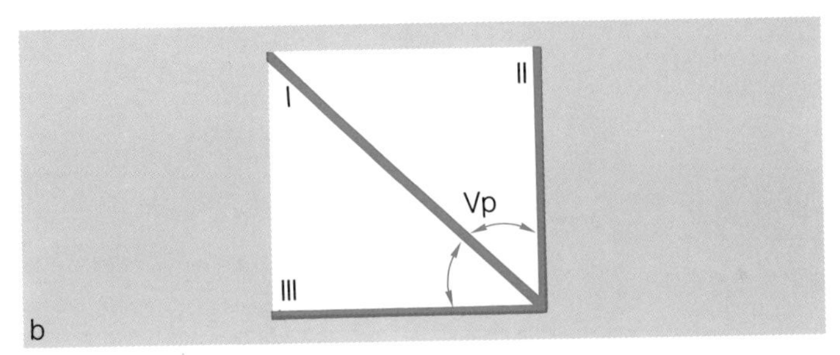

Abb. 31b

Abkürzungen (Abb. 31b)

Cv	Confluens venosus
Vp	V. portae
Rd	Ramus dexter
rL	rechter Leberlappen
Rs	Ramus sinister
Lbq	Lobus quadratus
Lbc	Lobuc caudatus
lL	linker Leberlappen

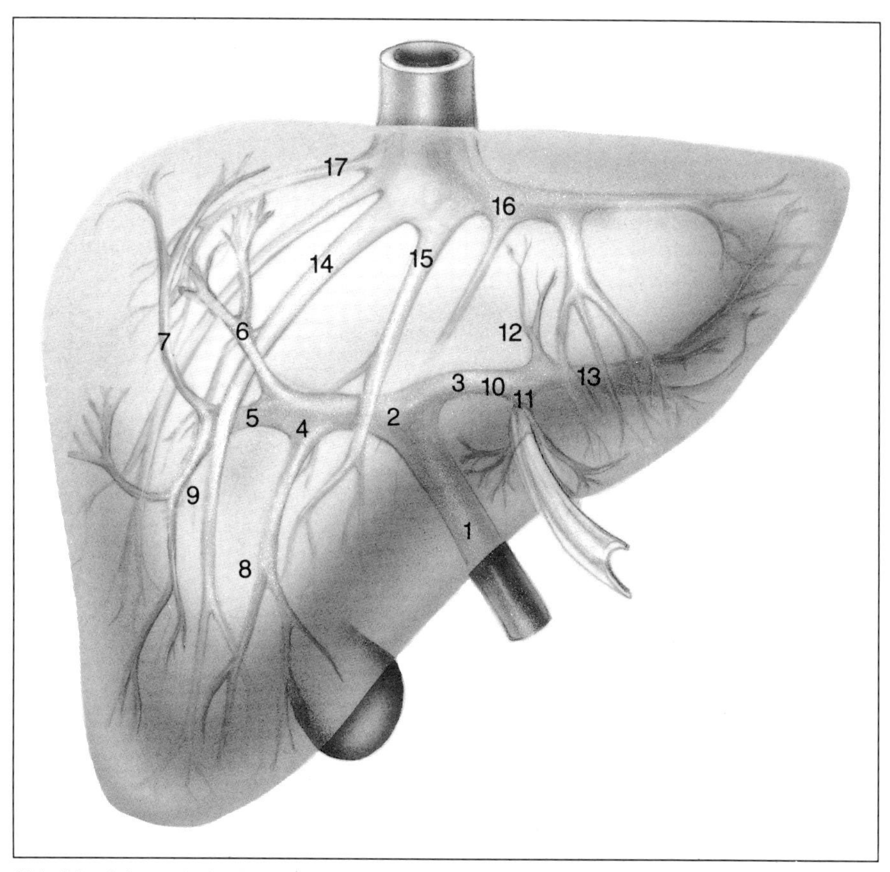

Abb. 32 Schematische Darstellung der systemischen Lebervenen und des Portalvenensystems
1 = Portalvenenhauptstamm, 2 = rechter Portalvenenhauptast, 3 = linker Portalvenenhauptast, 4, 5 = vorderer und hinterer Segmentast des rechten Portalvenenhauptastes, Subsegmentäste des vorderen und hinteren Segmentastes: 6 = anterokranial, 7 = posterokranial, 8 = anterokaudal, 9 = posterokaudal. Der linke Portalvenenhauptast (3) verzweigt sich in einen queren (10), umbilikalen (11), medialen (12), lateralen (13) Segmentast. 14 = rechte, 15 = mittlere, 16 = V. hepatica, 17 = obere akzessorische Lebervene.

Merke

Je ein Portalvenenast versorgt aus den beiden Hauptästen ein Lebersegment (n = 8). Die Lebervenen verlaufen intersegmentär und bestimmen die Segmentgrenzen *(Abb. 32, 33)*. Beide Gefäßsysteme stehen senkrecht zueinander *(Abb. 34)*.

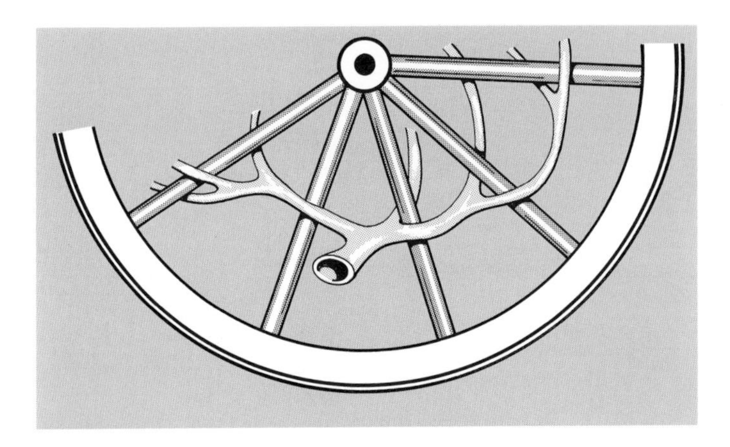

Abb. 33 Schema der räumlichen Ausdehnung von Lebervenen (Speichen) und Pfortaderästen (Röhren) nach H. Elias (aus: Ergebn.-Heft Anat.-Anz. 113 (1964) 235): Lebervenen und Pfortaderäste stehen senkrecht zueinander!

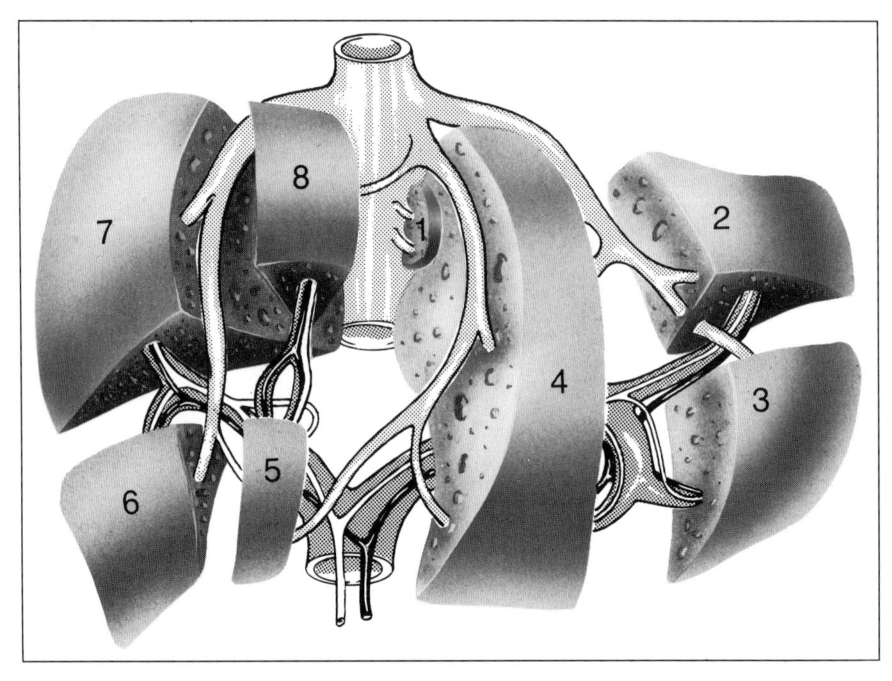

Abb. 34 Darstellung der Lebersegmente (1–8).
Rechter Leberlappen: Segmente Nr. 5–8.
Linker Leberlappen: Segmente Nr. 2–3.
Lobus quadratus: Segment Nr. 4.
Lobus caudatus: Segment Nr. 1.

Leber-Lappen-Anatomie

Lappenanatomie

Grenzstrukturen:

1. Linie Cava-Gallenblasenbett: rechter Leberlappen *(Abb. 40a)*.
2. Lig. falciforme, Grenze linker Leberlappen – Lobus quadratus bzw. caudatus *(Abb. 40b)*.

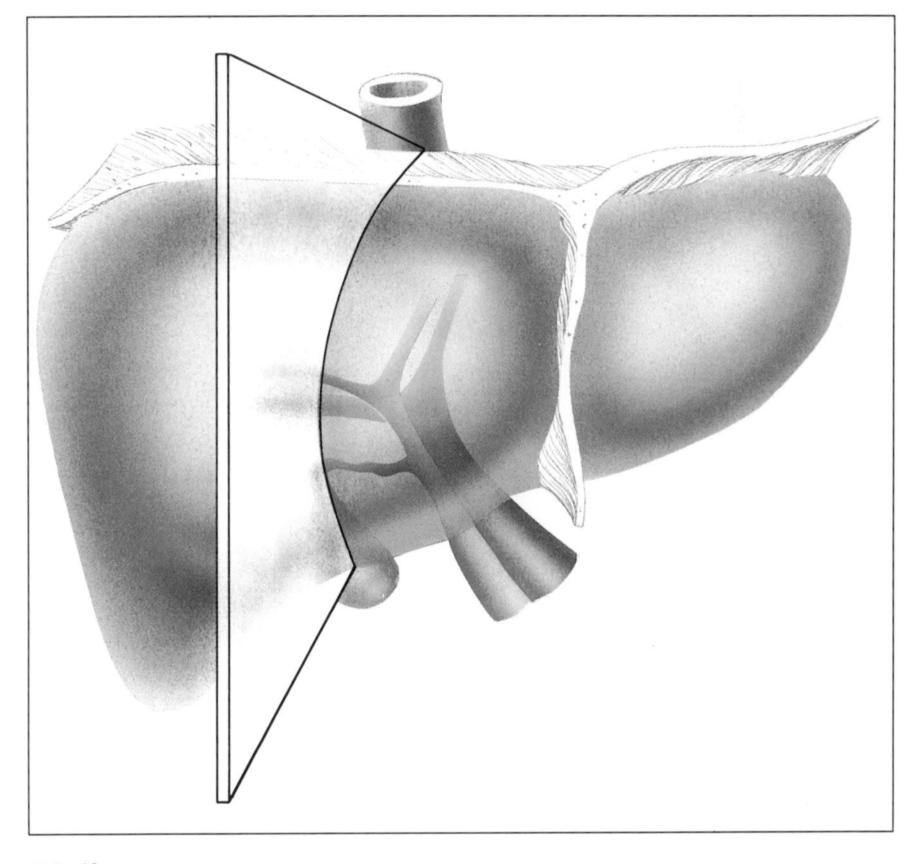

Abb. 40a

3. Lig. venosum: Lobus caudatus (verödeter Ductus venosus Arantii) *(Abb. 40b)*.
4. Lig. falciforme, V. portae, Gallenblasenbett: Lobus quadratus *(Abb. 40b)*.

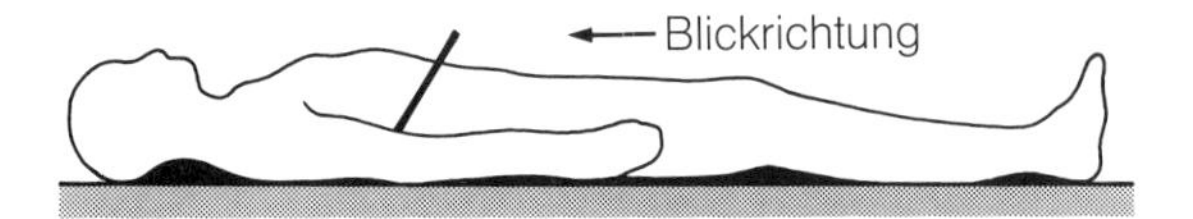

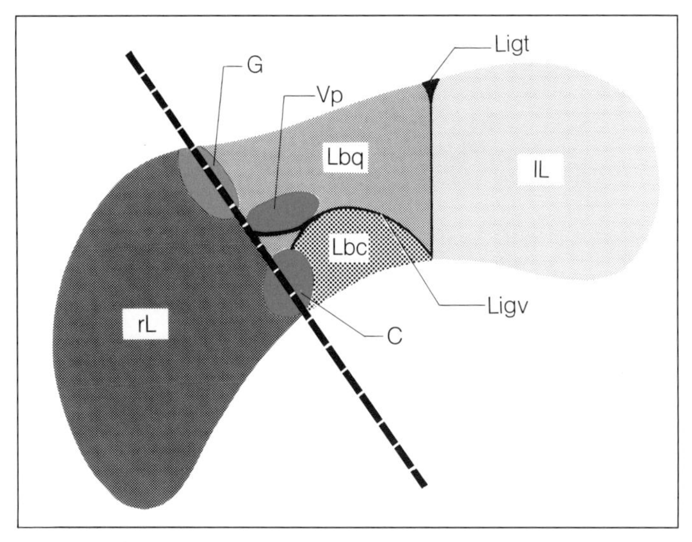

Abb. 40b Lebersitus von halbschräg kaudal. Schnittführung, Blickrichtung von hinten (Pfeil).

Abkürzungen

Ah	A. hepatica
C	V. cava inferior
Di	Zwerchfell
G	Gallenblase
Lbc	Lobus caudatus
Lbq	Lobus quadratus
Ligco	Ligamentum coronarium
Ligf	Ligamentum falciforme
Ligt	Ligamentum teres
Ligv	Ligamentum venosum
rL	rechter Leberlappen
lL	linker Leberlappen
Vhm	Vena hepatica medialis
Vp	V. portae
Vvh	Venae hepaticae

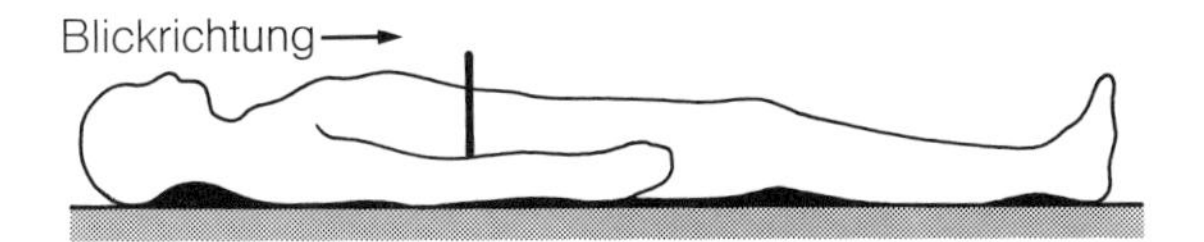

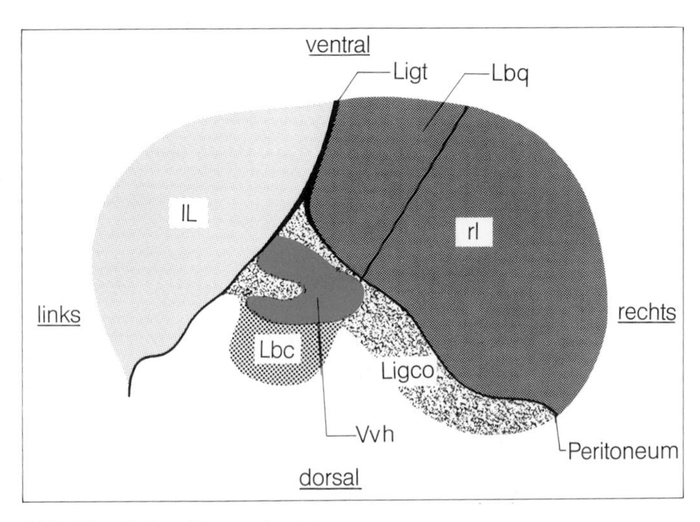

Abb. 40c Lebersitus von kranial.

Abkürzungen

Ah	A. hepatica
C	V. cava inferior
Di	Zwerchfell
G	Gallenblase
Lbc	Lobus caudatus
Lbq	Lobus quadratus
Ligcd	Ligamentum coronarium dextrum
Ligco	Ligamentum coronarium
Ligf	Ligamentum falciforme
Ligt	Ligamentum teres
Ligv	Ligamentum venosum
rL	rechter Leberlappen
lL	linker Leberlappen
Vhm	Vena hepatica medialis
Vp	V. portae
Vvh	Venae hepaticae

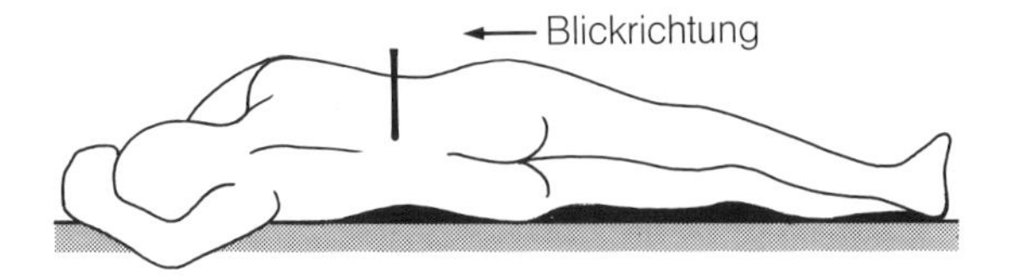

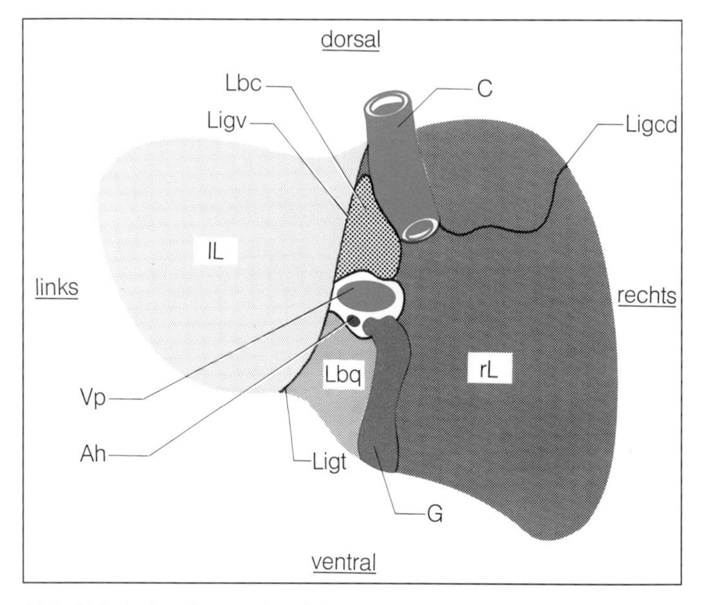

Abb. 40d Lebersitus von kaudal.

Merke
Lobus caudatus und Lobus quadratus liegen hintereinander!

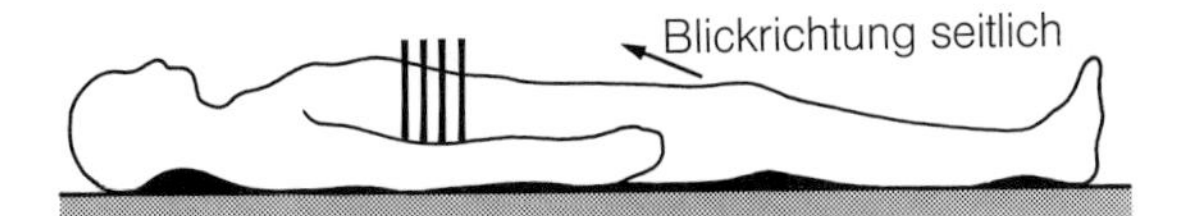

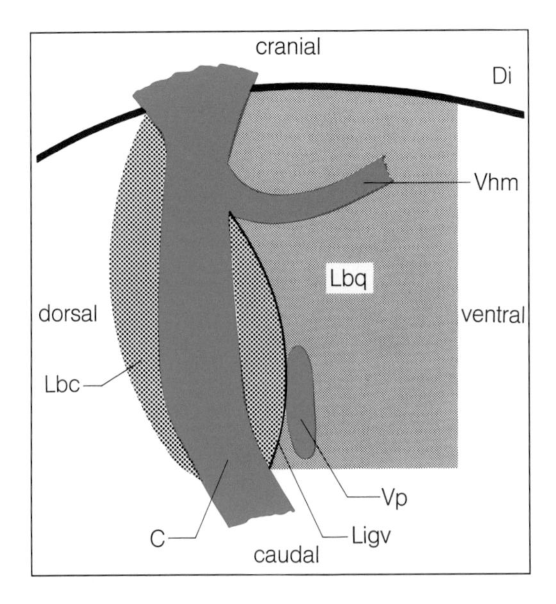

Abb. 40e Beziehung Lobus quadratus und caudatus.

Schematischer Aufbau der Gallenwege

Messungen der »sonographischen« Leberpforte erfassen den Ductus hepaticus dexter (Dhd).
Messungen in der »anatomischen« Leberpforte erfassen den Ductus choledochus (Dc).
Der D. cysticus ist in der Regel nicht darzustellen!

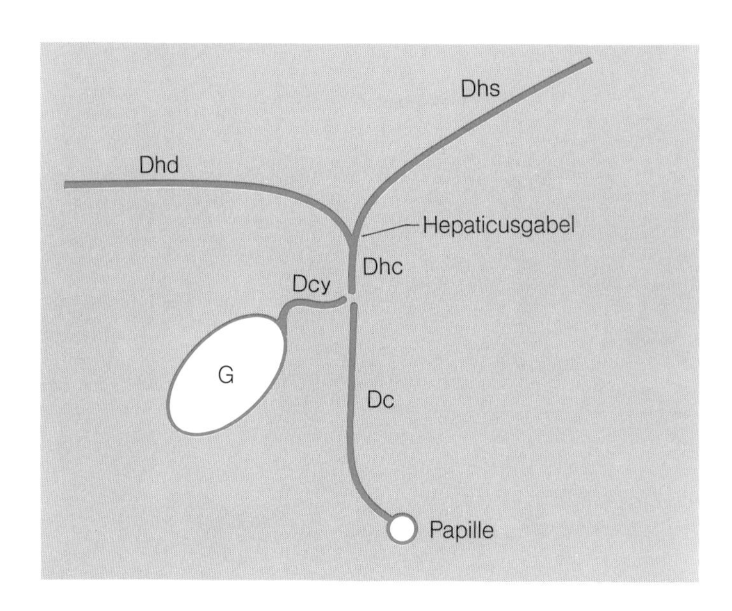

Abkürzungen (Abb. 35)

Dc	Ductus choledochus
Dhc	Ductus hepaticus communis
Dhs	Ductus hepaticus sinister
Dcy	Ductus cysticus
G	Gallenblase

»Sonographische« Leberpforte und Bezug zur Pankreasloge

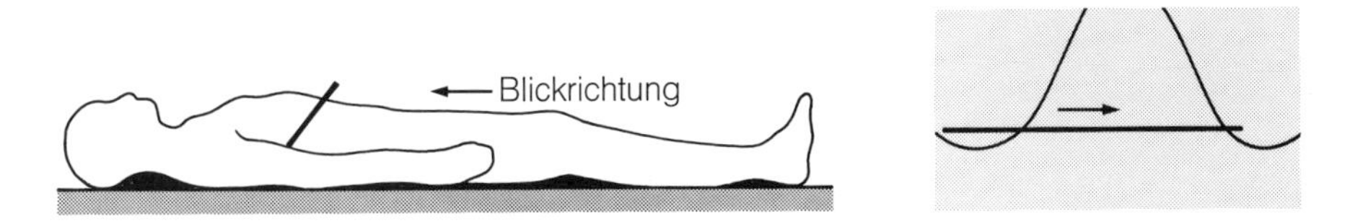

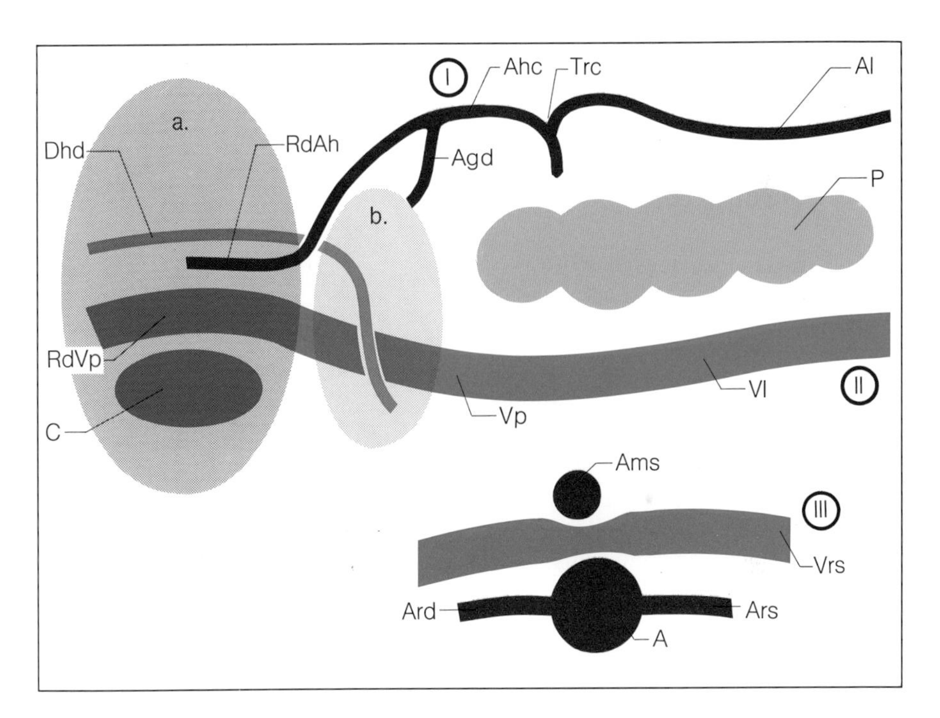

Abb. 36

Abkürzungen (Abb. 36)

a. »sonographische Leberpforte«
b. »anatomische Leberpforte«

I Oberrand der Pankreasloge (Truncus coeliacus)
II Pankreaskorpusloge (V. lienalis)
III Unterrand Pankreaskorpusloge (Nierenhili)

A	Aorta abdominalis
Agd	A. gastroduodenalis
Ahc	A. hepatica communis
Al	A. lienalis
Ams	A. mesenterica superior
Ard	A. renalis dextra
Ars	A. renalis sinistra
C	V. cava inferior
Dhd	Ductus hepaticus dexter
P	Pankreaskorpus
RdAh	Ramus dexter A. hepaticae
RdVp	Ramus dexter V. portae
Trc	Truncus coeliacus
Vl	V. lienalis
Vp	Vena portae
Vrs	V. renalis sinistra

»Anatomische« Leberpforte

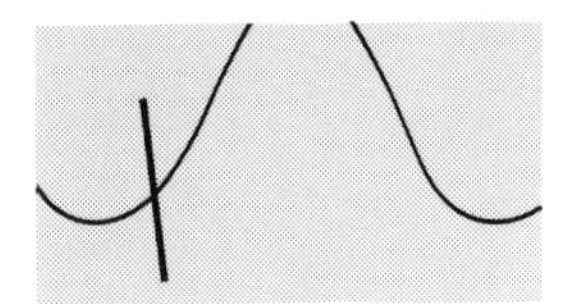

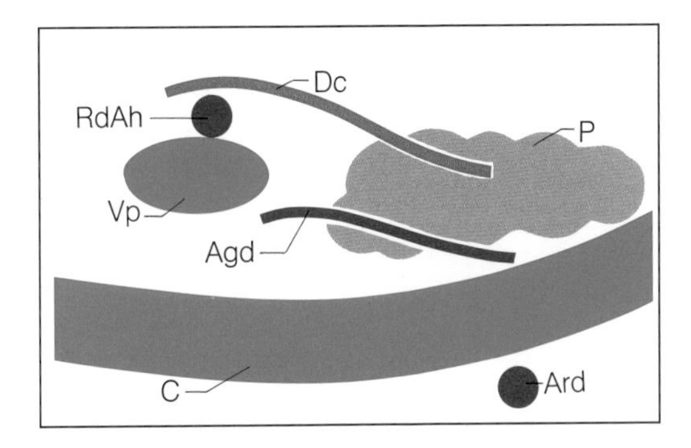

Abb. 37 »Anatomische« Leberpforte.

Beachte: In der Längsausdehnung umfaßt das Pankreaskopfareal Teile von Korpus, Kollum, Kopf und Processus uncinatus!

Abkürzungen

Agd	A. gastroduodenalis
Ard	A. renalis dextra
C	V. cava inferior
Dc	Ductus choledochus
P	Pankreaskopfareal
RdAh	Ramus dexter A. hepaticae
Vp	V. portae

Pankreastopographie

Bezugsstrukturen der einzelnen Organabschnitte:

Kopf	– V. cava inferior
sog. Kollum	– V. portae
Korpus	– Aorta und Wirbelsäule
Processus uncinatus	– V. mesenterica superior (Längsschnitt)
Schwanz	– paravertebraler Raum und Milzhilus

Grenze: Korpus/Schwanz:
Höhe des Abgangs der A. mesenterica superior.

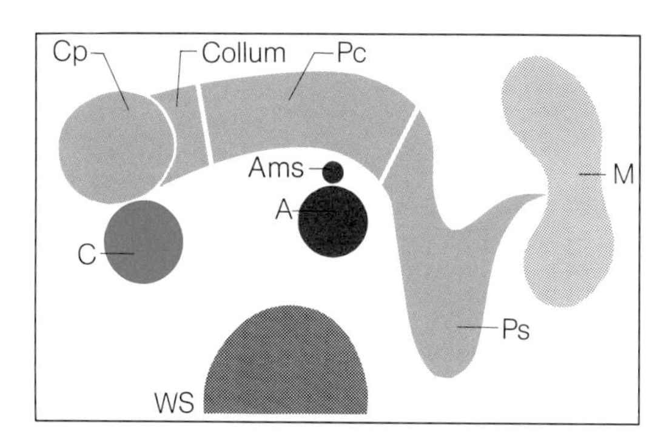

Abb. 38 Pankreastopographie (Querschnitt).

Abkürzungen

A	Aorta abdominalis
Ams	A. mesenterica superior
C	V. cava inferior
Collum	»Pankreashals«
Cp	Pankreaskopf
M	Milz
Pc	Pankreaskorpus
Ps	Pankreasschwanz
WS	Wirbelsäule

»Pankreaskopf-Dreieck«

Schnittführung:

Entwicklung des Kopfes aus der Körperlängsachse heraus nach rechts kaudal lateral.

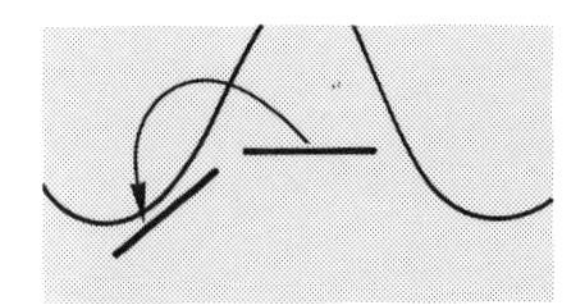

Begrenzung des Dreiecks:
1. Gallenblase
2. V. cava inferior
3. Confluens venosus

Abkürzungen

Agd	A. gastroduodenalis
C	V. cava inferior
Co	Collum pancreatis
Cv	Confluens venosus
Cp	Pankreaskopf
D	Duodenum
Dc	Ductus choledochus
G	Gallenblase
Pu	Processus uncinatus
Vp	Vena portae

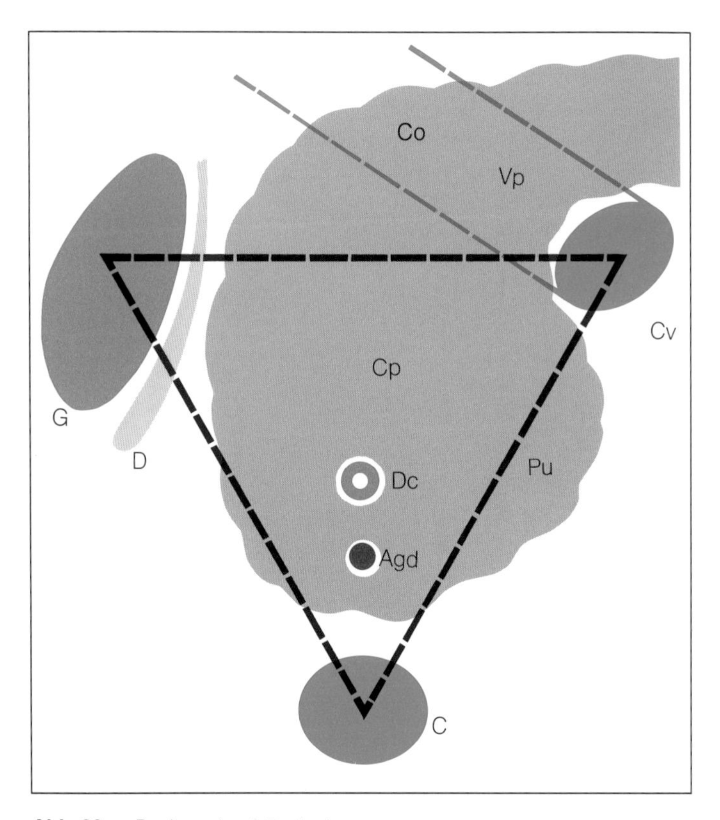

Abb. 39 »Pankreaskopf-Dreieck«.

Merke

Boden der Pankreasloge = V. cava inferior, Eckpunkte des Dreiecks: Gallenblase (G), Confluens venosus (Cv) und V. cava inf. (C).

Nierenanatomie

Zentraler Echokomplex = Summation von Pyelon, Fett und Gefäßen.
Markkegel = Region der Sammelröhrchen, daher dunkel.

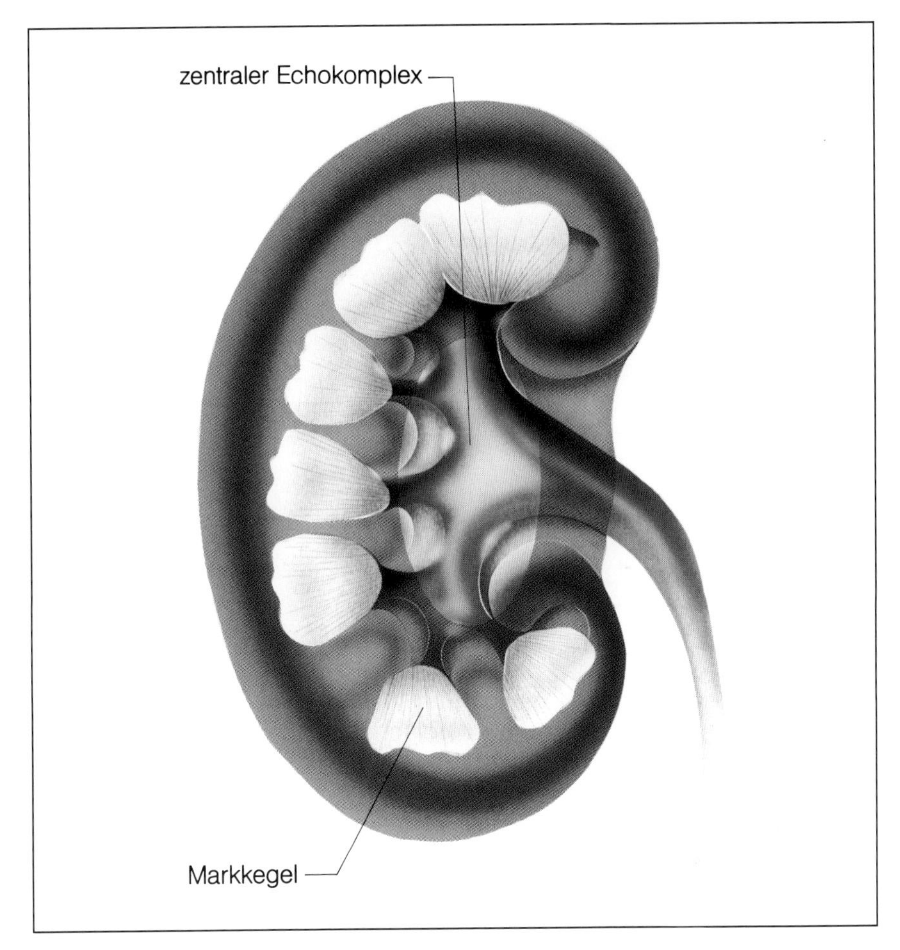

Abb. 41a

Nebennierentopographie

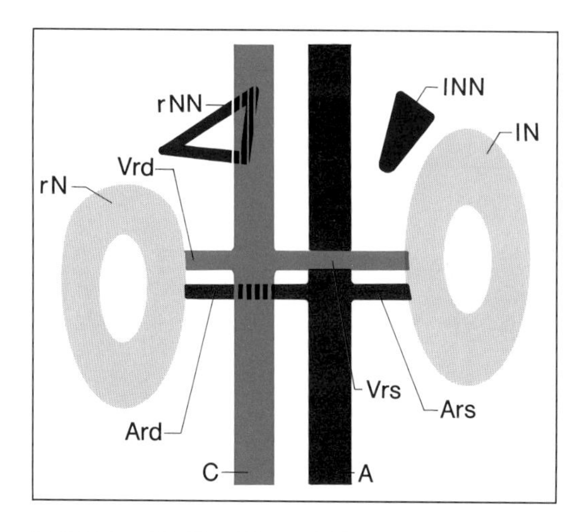

Abb. 41b Frontalschnitt Nebennierensitus.

Merke
Normale Nebennieren beim Erwachsenen sind meist nicht darstellbar. Beim Kind meist gut abzubilden, hier Differenzierung zwischen Rinde und Mark möglich.

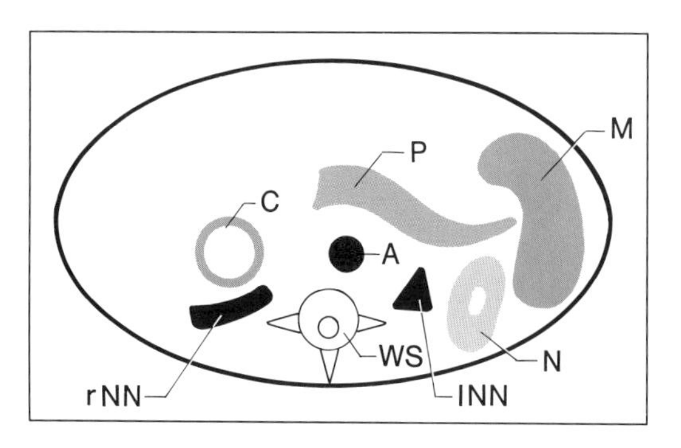

Abb. 41c Querschnitt Nebennierensitus.

Merke
Rechte Nebenniere retrokaval, kranial der Niere, linke Nebenniere mehr medial des linken oberen Nierenpols!

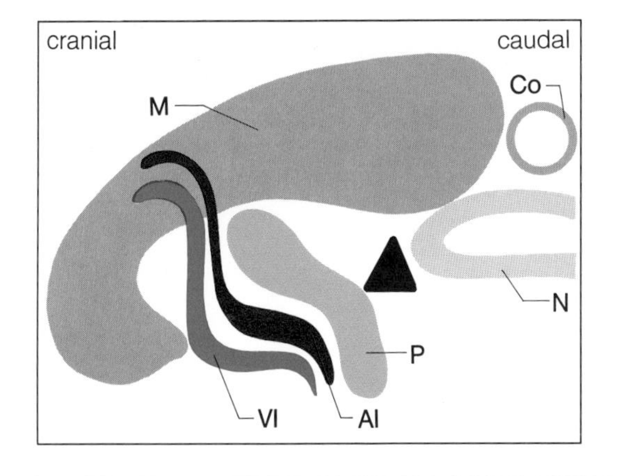

Abb. 41d Milzhilus. Situs linker Nebenniere.

Abb. 41 Sonoanatomie der Niere (41a–d).

Merke
Die linke Nebenniere liegt zwischen Pankreasschwanz und oberem Pol der linken Niere!

Abkürzungen

A	Aorta
Al	A. lienalis
Ard	A. renalis dextra
Ars	A. renalis sinistra
C	V. cava inferior
Co	li. Colonflexur
M	Milz
N	Niere
rN	rechte Niere
lN	linke Niere
lNN	linke Nebenniere
rNN	rechte Nebenniere
P	Pankreasschwanz
Vl	V. lienalis
Vrs	V. renalis sinistra
WS	Wirbelsäule

V

Maßangaben

Voraussetzung

Für die Erhebung biologischer Meßdaten gelten drei Kriterien:
1. fixe, definierte Meßpunkte.
2. Reproduzierbarkeit.
3. tolerable Meßfehlerbreite.

Merke
Wertung von Organ- bzw. Gefäßmaßen stets im klinischen Kontext, kein unkritisches Übernehmen von Maßangaben aus Tabellenwerken!

Beispiel Die relative Weite der V. lienalis gibt keinen sicheren Aufschluß über das Vorliegen einer portalen Hypertension, da eine große Milz (z. B. Sepsis) auch stets mit einer weiten V. lienalis einhergeht! (siehe Messung V. lienalis, S. 166).

Organ: Darmwand.

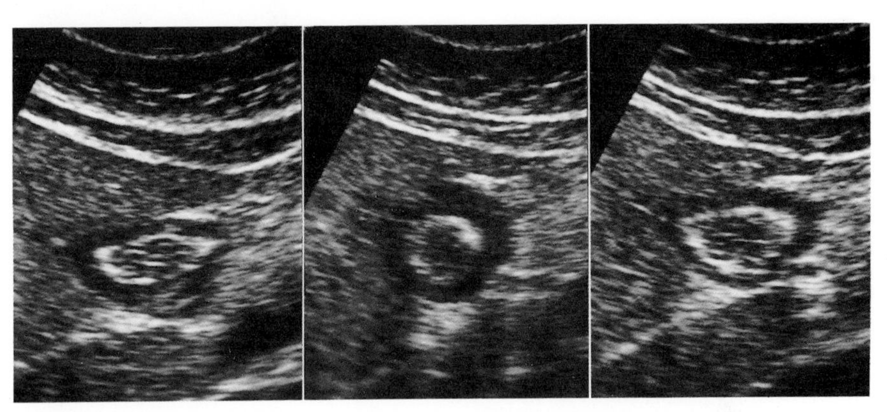

Abb. 42 Magenkorpus längs.
Ablauf einer peristaltischen Welle mit deutlicher Wandverdickung von 1 cm auf dem mittleren Bild.

Meßpunkte

Maximale Breite der Wandausdehnung (echoarm).

Normwerte

≤ 5 mm.

Wertung

Cave kontraktionsbedingte Vortäuschung einer Wandverdickung insbesondere beim Magen!

Organ: Gallenblase.

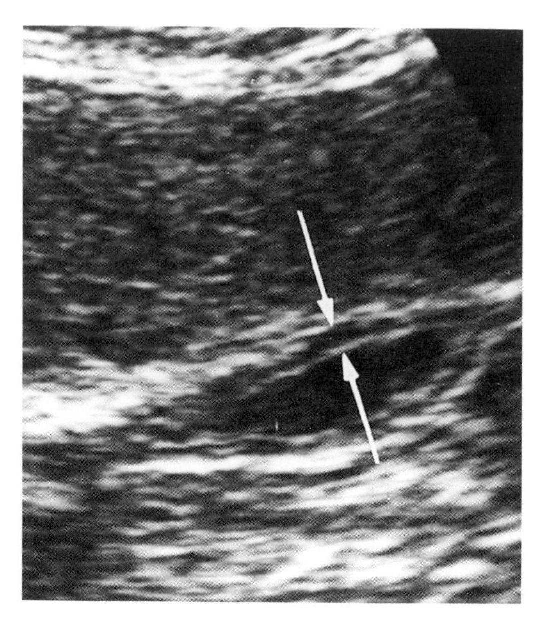

Abb. 43 Postprandiale Gallenblase mit einer Wanddicke von 5 mm.

Meßpunkte

Wanddicke: ventral.
Größe: Länge und maximale Querausdehnung der Gallenblase.

Normwerte

Wanddicke: ≤ 3 mm.
Größe: 10 × 5 cm.

Wertung

Wanddicke und Größe hängen vom Füllungs- bzw. Kontraktionszustand ab. Die Bestimmung der Wanddicke ist daher nur bei entfalteter Gallenblase zulässig. Größenbestimmungen (z. B. Ausschluß Hydrops) meist vieldeutig, daher erst nach Reizmahlzeit bzw. eindeutiger Klinik verwertbar!

Organ: Gallengang.

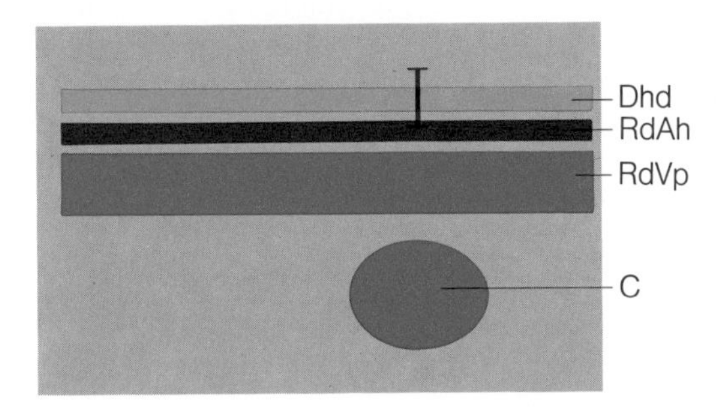

Abb. 44a Messung der Weite des Ductus hepaticus dexter in der »sonographischen Leberpforte« (Querschnitt subkostal).

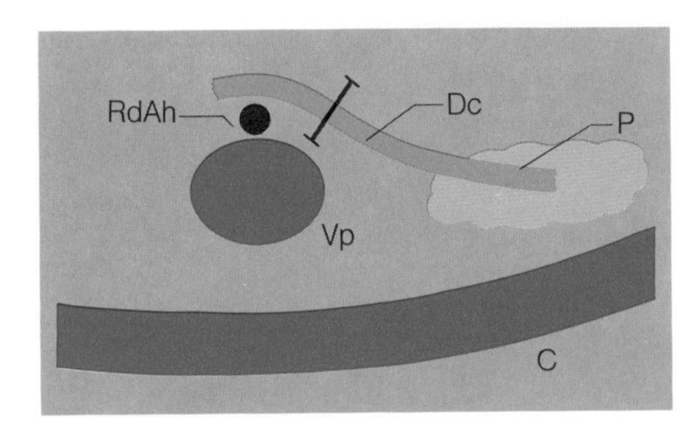

Abb. 44b Messung der Weite des Ductus choledochus in der »anatomischen Leberpforte« (Schnitt halblängs rechts paramedian).

Meßpunkte

1. Ductus hepaticus dexter (sonographische Leberpforte).
2. Ductus choledochus (anatomische Leberpforte vor der V. portae).

Normwerte

Zu 1.: Normbereich 4 mm.
Grenzbereich 4–6 mm.
Pathologisch > 6 mm.

Zu 2: ≤ 8 mm, nach Cholezystektomie ≤ 12 mm.

Wertung

Die Weite des Ductus hepaticus dexter ist operationsunabhängig und daher bei meist guter Darstellbarkeit verläßlicher als die Weitenbestimmung des nur in ca. 50 % sichtbaren Ductus choledochus!

> **Merke**
> Die Weite der zentralen Gallenwege ist altersabhängig, über 60 J. Bereiche jeweils 2 mm höher anzusetzen!

Organ: Gefäße.

Aorta.
Aortomesenterialer Winkel.
Lebervenen *(Abb. 45a, b)*.
V. cava.
V. lienalis.
V. portae.

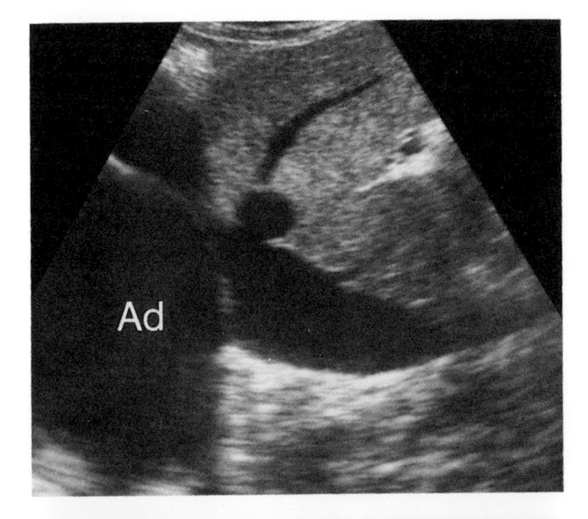

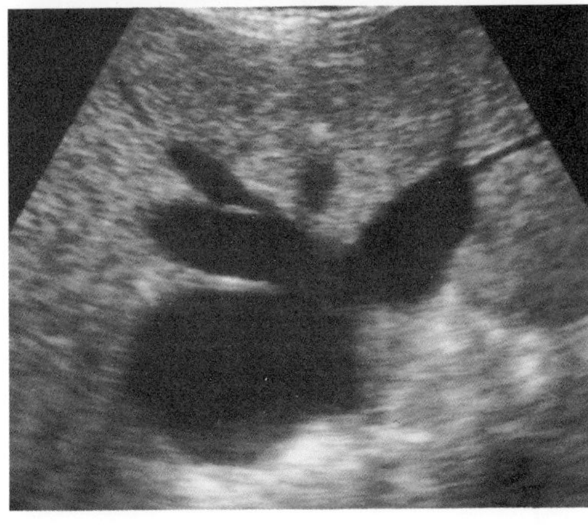

Abb. 45a, b Lebervenen- und Cavastauung bei chronischer Rechtsherzinsuffizienz (Vc: 5 cm, Vvh 2–3 cm).

Meßpunkte

Keine definierten Meßpunkte.

Normwerte

Aorta: ≤ 3 cm.
Aortomesenterialer Winkel 10–30°.
Lebervenen: ≤ 0,5 cm.
V. cava: ≤ 2,0 cm.
V. lienalis: ≤ 2,0 cm.
V. portae: ≤ 2,5 cm.

Wertung

Eine umschriebene Aortenweite > 3 cm mit Thrombosesaum spricht für ein Aneurysma, eine langstreckige Aufweitung ohne Thrombus für eine Ektasie.

Der aortomesenteriale Winkel hat keine praktische Relevanz, da auch mesenteriales Fett zu seiner Aufweitung führen kann.

Die Weite venöser Gefäße ist variabel, die fehlende Komprimierbarkeit ist ein verläßlicheres Kriterium für eine Drucksteigerung als numerische Weitenangaben!

Organ: Harnblase.

(Restharnbestimmung).

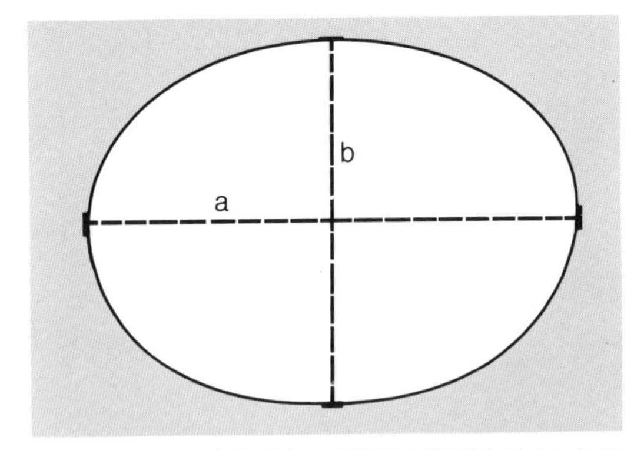

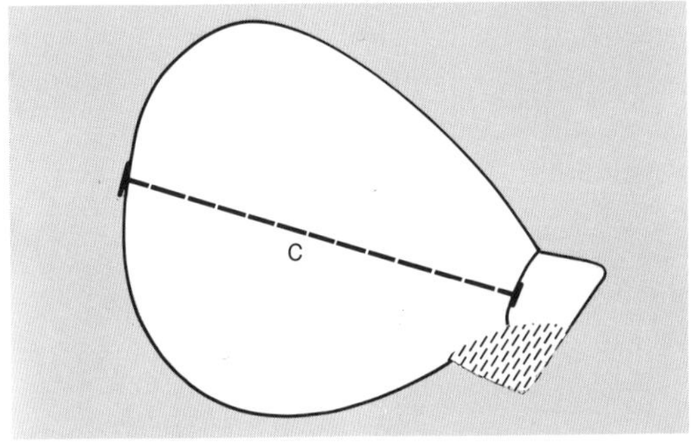

Abb. 46 Harnblasendurchmesser zur Blasenvolumenbestimmung.

Meßpunkte

Ermittlung der drei größten Durchmesser im Transversal- und Longitudinalschnitt.

Normwerte

Volumen = $a \times b \times c \times 0{,}523$.

Wertung

Bestimmung des Volumens vor und nach Miktion mit ausreichender klinischer Treffsicherheit.

Organ: Leber.

(Organgröße).

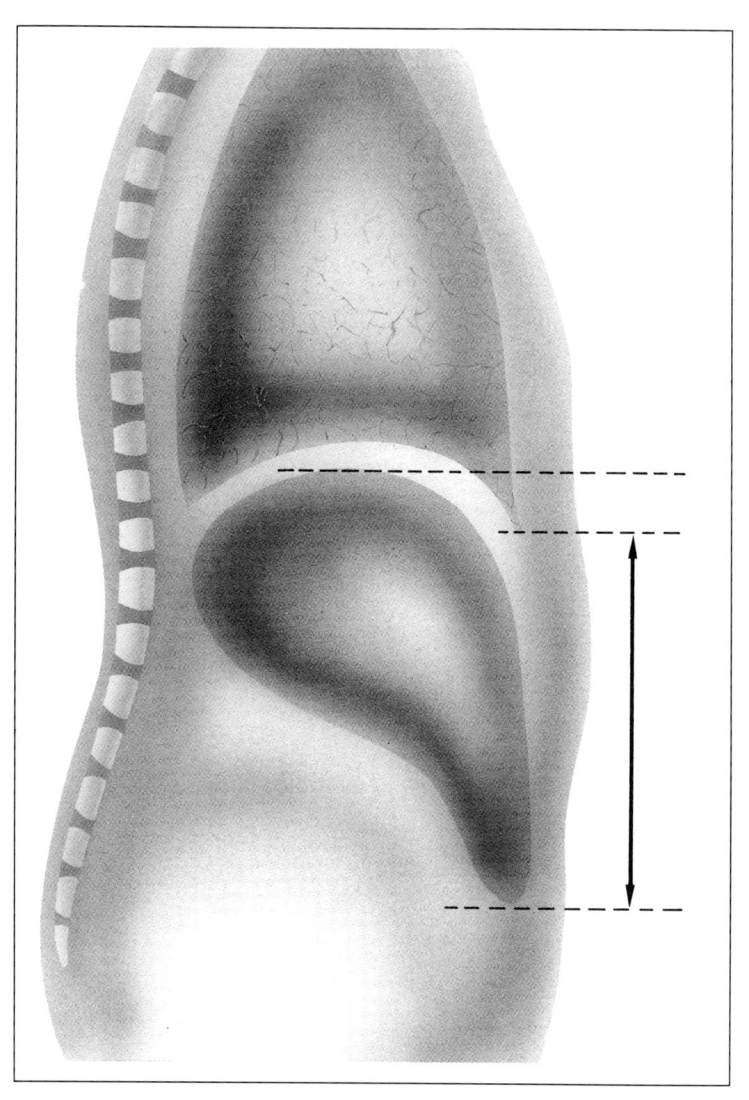

Abb. 47a Messung der Leberlängsausdehnung (Medioclavicularlinie).

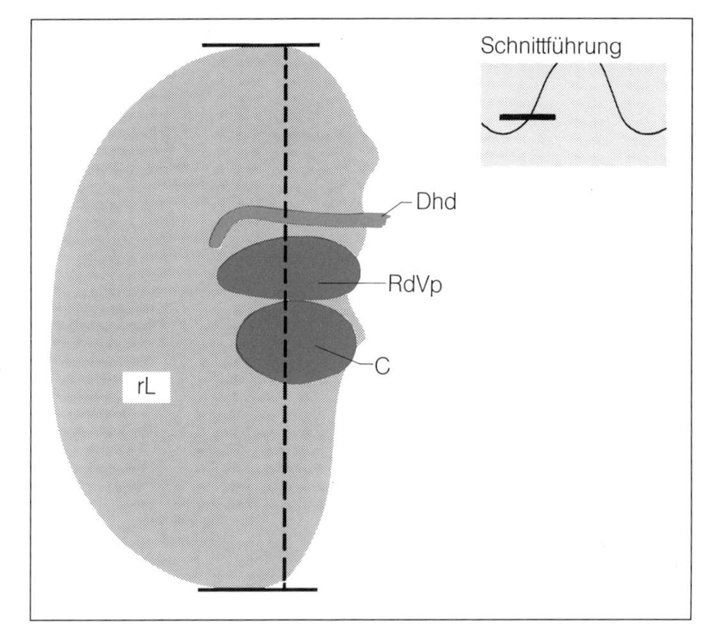

Abb. 47b Messung der Lebertiefenausdehnung (a.p.).

Meßpunkte

1. Vorgehen nach Niederau *(Abb. 47a)* (aus Swobodnik).
2. eigenes Vorgehen *(Abb. 47b)* Messung a.p. in der »sonographischen« Leberpforte.

Normwerte

Zu 1: ≤ 13 cm.
Zu 2: ≤ 12 cm.

Wertung

Leber als individuell formvariables Organ nur schwerlich zu vermessen. Messungen nur für Verlaufsbeobachtungen geeignet!

Organ: Leber.

(Winkel) *(Abb. 48)*.

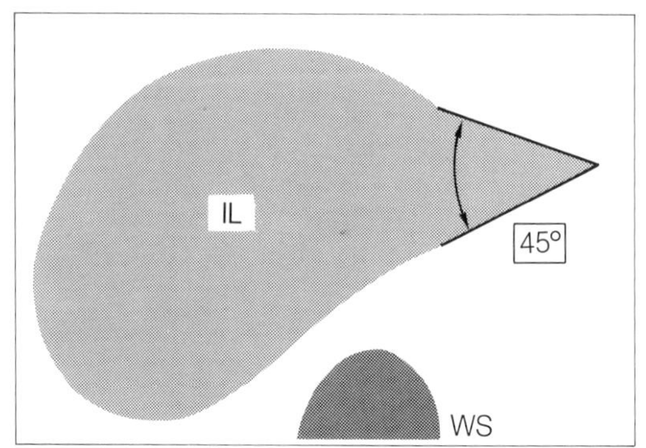

a linker Leberlappen quer

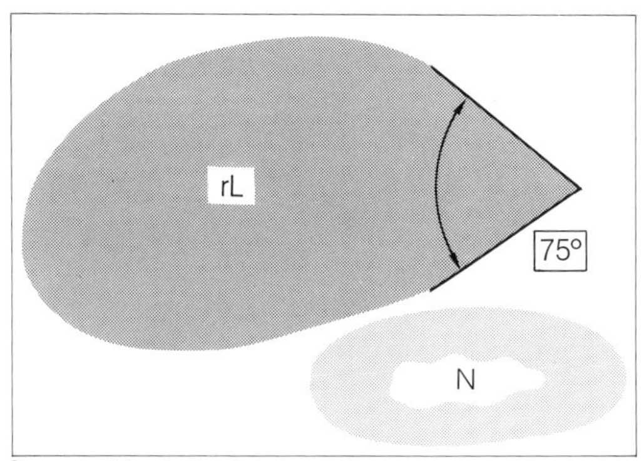

b rechter Leberlappen längs

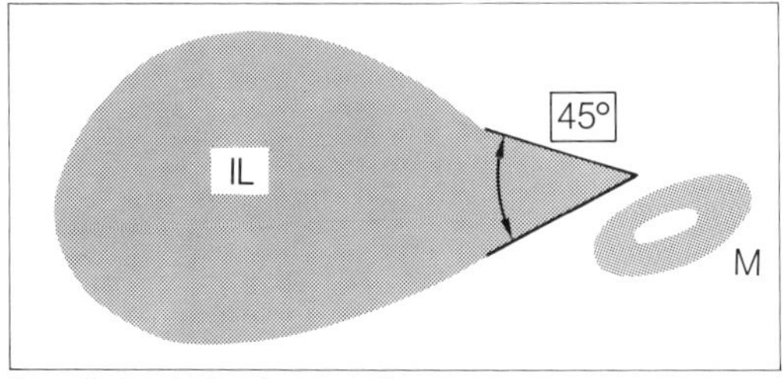

c linker Leberlappen längs

Abb. 48 Leberwinkel.

Meßpunkte

a – linker Leberlappen quer.
b – rechter Leberlappen längs.
c – linker Leberlappen längs.
(jeweils Unterrand bzw. laterale Begrenzung)

Normwerte

zu a $\leq$ 45°. zu b $\leq$ 75°. zu c $\leq$45°.

Wertung

Messung relativ unzuverlässig, da Leberform variabel. Für Verlaufsbeobachtungen geeignet.

Abkürzungen

rL	rechter Leberlappen
lL	linker Leberlappen
M	Magen
N	rechte Niere

Organ: Leber.

(Messung des Lobus caudatus) *(Abb. 49)*.

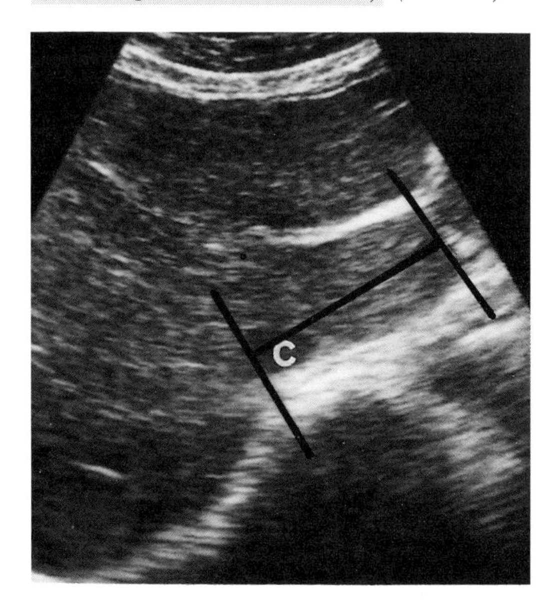

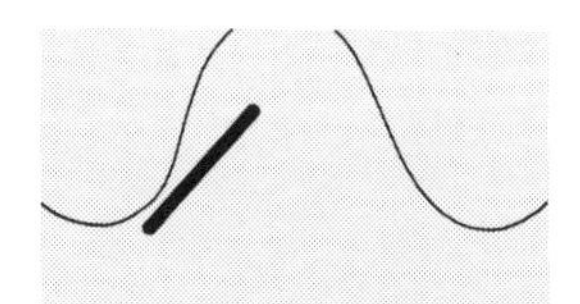

Abb. 49 Messung des Lobus caudatus: Schnittführung.

Meßpunkte

Schnittführung subkostal schräg.
Messung von der Cavawand (rechts) bis zur maximalen queren Ausdehnung (meist nach ventral offene Winkel mit Körperquerachse von 15–20°).

Normwerte

normal: ≤ 6 cm   Grenzbereich: 6 – 8 cm.   pathologisch: ≥ 8 cm.

Wertung

Eine Vergrößerung des Lobus caudatus ist Hinweis für eine Leberparenchymerkrankung. Fehlende Vergrößerung schließt diese jedoch nicht aus! Größe weder vom Geschlecht noch vom Alter abhängig. Der Lobus vergrößert sich zunächst in querer Ausdehnung. Lig. venosum ist nicht immer darstellbar, daher Messung im queren Durchmesser!

Organ: Milz.

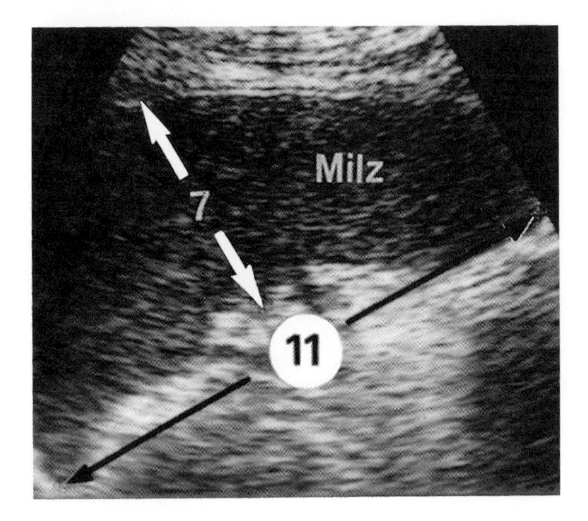

Abb. 50

Meßpunkte

Länge: Verbindung von oberem und unterem Milzpol.
Breite: Verbindung zwischen Hilus und maximaler lateraler Zirkumferenz.

Normwerte

»4711«-Regel:	– Länge	≤ 11 cm.
	– Breite (= Tiefe, a.p.-∅)	≤ 7 cm.
	– Dicke	≤ 4 cm.

Wertung

Der a.p.-Durchmesser soll sich als früheste Ausdehnung vergrößern (am besten zu messen). Die Bestimmung der Längsausdehnung häufig durch überlagerten oberen Pol schwierig. Approximative Bestimmung durch Verdopplung der Distanz Hilus – unterer Pol.
Die Dicke ist schwierig meßbar, wird meist nicht angegeben.

Organ: Niere.

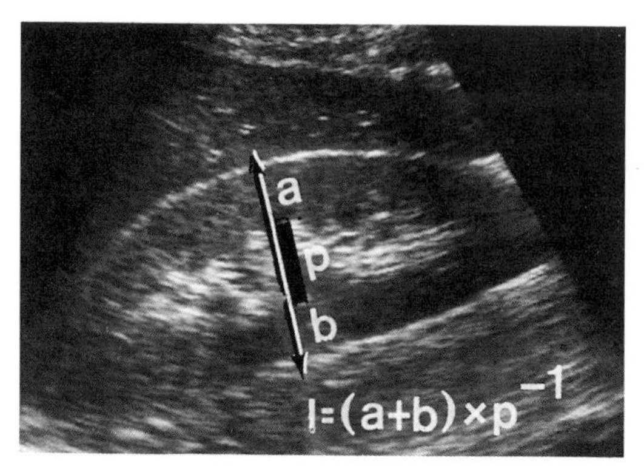

Abb. 51 Reproduktion mit freundl. Erlaubnis des Verlages Urban & Schwarzenberg. Aus: R. Lorenz »Bildgebende Verfahren« In: Innere Medizin. Hrsg. Classen, Diehl, Kochsiek 1991.

Meßpunkte

Länge: Verbindung oberer Pol – unterer Pol.
Parenchym-Sinus-Index: Breite beider Parenchymlippen (Organmitte) dividiert durch die Breite des Sinusreflexes.

Normwerte

Nierengröße altersabhängig!
Länge 10 ± 2 cm, Seitendifferenz > 3 cm pathologisch.
Parenchym-Sinus-Index: 2 : 1, über 60 J.: 1 : 1.

Wertung

Für Verlaufsbeobachtungen sollten immer beide o.g. Parameter bestimmt werden!

Organ: Pankreas.

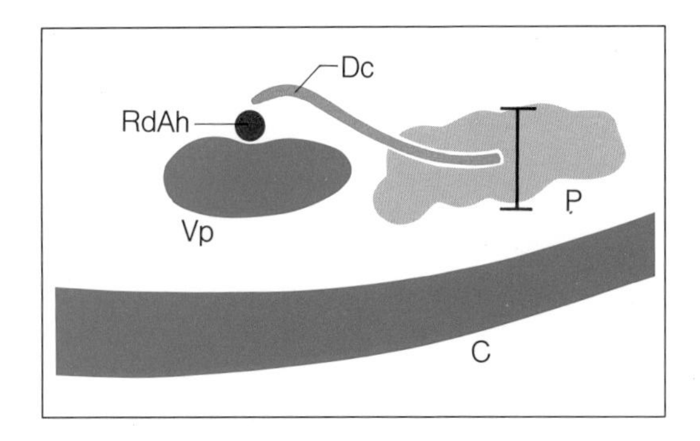

Abb. 52 Messung Pankreaskopf (Längsschnitt a.p. vor der V. cava).

Meßpunkte

Kopf: Im Längsschnitt a.p. vor der V. cava.
Korpus: Im Querschnitt in Aortenhöhe.

Normwerte

Kopf ≤ 3,5 cm.
Korpus ≤ 2 cm.

Wertung

Verwechslung von Messungen des Kopfes: Längsausdehnung anstelle a.p.-Ausdehnung mit entsprechend anderen Meßgrenzen sind zu vermeiden!
Der Schwanz ist wegen fehlender fixer Meßpunkte und deutlicher Varianz nur schlecht auszumessen!

Abkürzungen

C	V. cava inferior	RdAh	rechter Leberarterienast
Dc	Ductus choledochus	Vp	V. portae (R. dexter)
P	Pankreaskopf		

Organ: Pankreasgang.

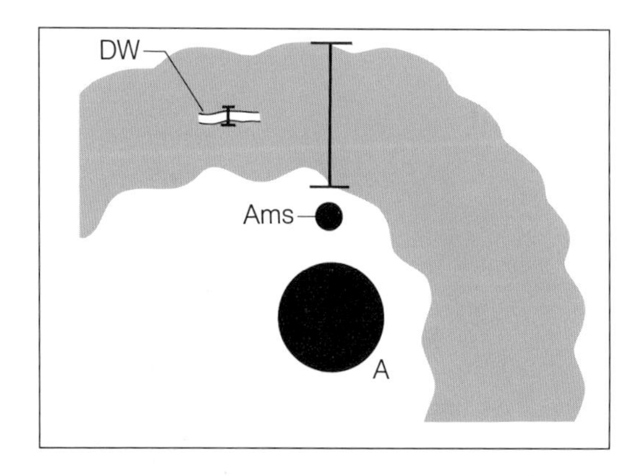

Abb. 53 Messung Pankreaskorpus (Querschnitt a.p.).

Meßpunkte

Gangbreite im Kopfbereich sowie in Korpusmitte.

Normwerte

4 mm (unter Mitmessung der Wand).

Wertung

Bei weitem D. Wirsungianus immer an zwei Ursachen denken: mechanische Abflußbehinderung (Entzündung, Tumor) sowie entzündliche Gangaffektion.

Abkürzungen

A Aorta
Ams A. mesenterica superior
DW Ductus Wirsungianus

Organ: Prostata.

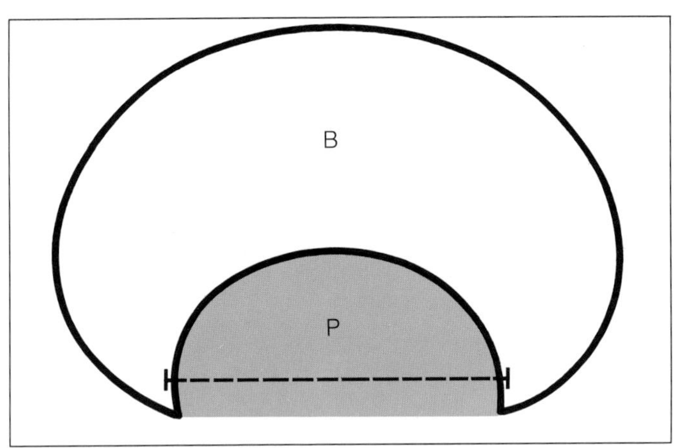

a Prostata quer

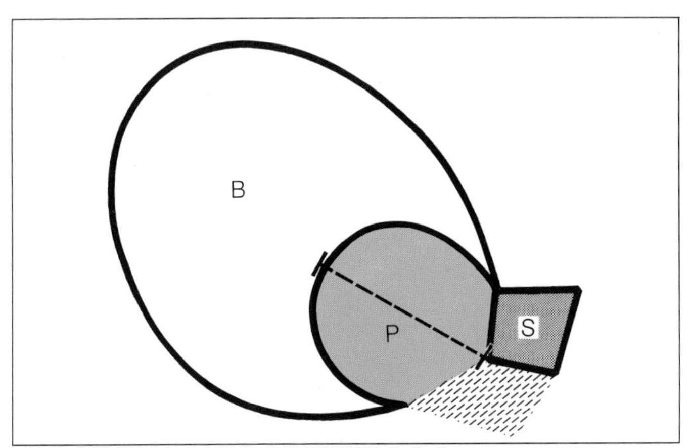

b Prostata längs

Abb. 54 Suprapubische Prostatagrößenbestimmung.

Meßpunkte

(suprapubisch)
- maximale Querausdehnung.
- maximale Längsausdehnung.

Normwerte

quer	≤ 5 cm.
längs	≤ 3,5 cm.

Wertung

Suprapubisch Adenomgröße approximativ bestimmbar; transrektal genauere Messung möglich.

VI

Irrtumsmöglichkeiten (»Pitfalls«)

Aus der Fülle möglicher »Pitfalls« sollen die häufigsten exemplarisch dargestellt werden, um so bei auftretenden Problemen dem Leser eine Vergleichsmöglichkeit zu geben. In vielen Fällen hilft die ergänzende multiplanare Schnittführung weiter!

1. »Pitfall«

Lig. teres hepatis

Verwechslungsmöglichkeit

Rundherd.

Klärung

Befund in der zweiten Ebene nicht reproduzierbar, da ligamentäre Struktur.

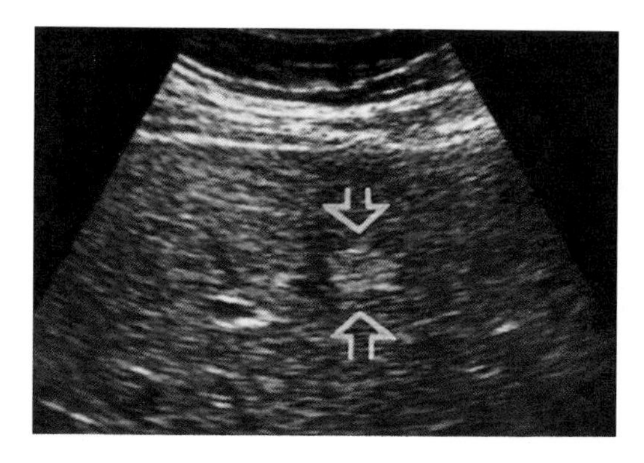

Abb. 55

2. »Pitfall«

Gas im Duodenum

Verwechslungsmöglichkeit

Cholezystolithiasis.

Klärung

Untersuchung in mehreren Schnittebenen. Gas steigt nach ventral *(Abb. 56b)* bzw. wird weitertransportiert.

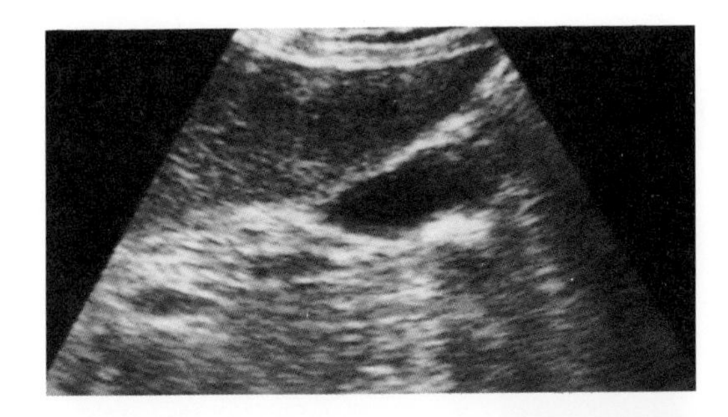

Abb. 56a

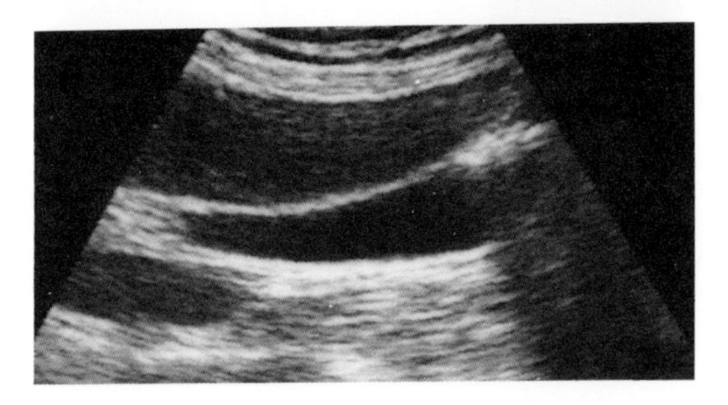

Abb. 56b

3. »Pitfall«

Weite A. hepatica (Ramus dexter)

Verwechslungsmöglichkeit

Erweiterter Gallengang (D. hepaticus dexter).

Klärung

Verfolgung des Gefäßes bis zum Truncus coeliacus. Arterie zieht bogig nach kranial, Gallengang aus der Leberpforte nach kaudal.

Abkürzungen

C V. cava inferior
Vp Ramus dexter V. portae

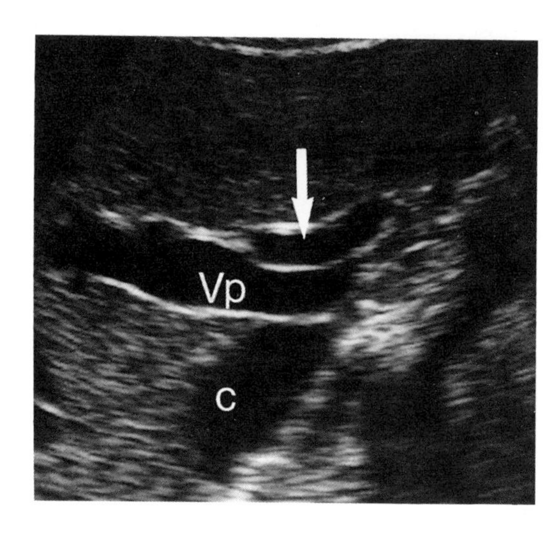

Abb. 57

4. »Pitfall«

»Gallenblasendreieck«

Verwechslungsmöglichkeit

fokale Parenchymläsion.

Klärung

Kein Herdcharakter, Ausdehnung mehr flächig.

Abkürzungen

G Gallenblase

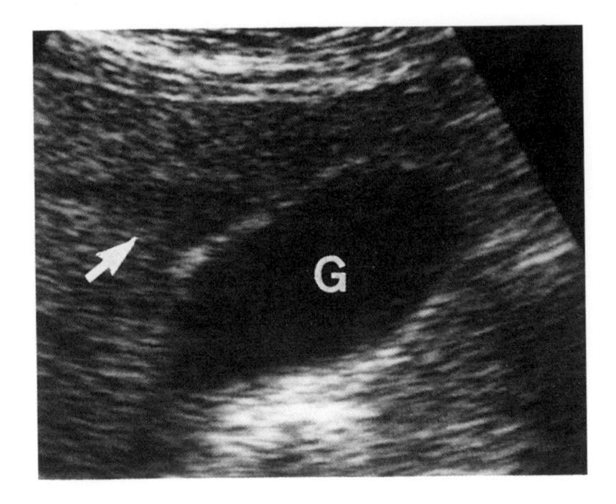

Abb. 58

5. »Pitfall«

Pseudotumoren der Niere

Verwechslungsmöglichkeiten *(Abb. 59a–h)*

Milzbuckel *(Abb. 59a, b)*.
Bertinische Säule *(Abb. 59c, d)*.
Perirenales Fett *(Abb. 59e, f)*.
Partialvolumeneffekt durch Darmschlingen *(Abb. 59g, h)*.

Klärung

Untersuchung in mehreren Ebenen, im Zweifelsfall CT!

Abkürzungen

C Colon (rechte Flexur)
D Darm
N Niere

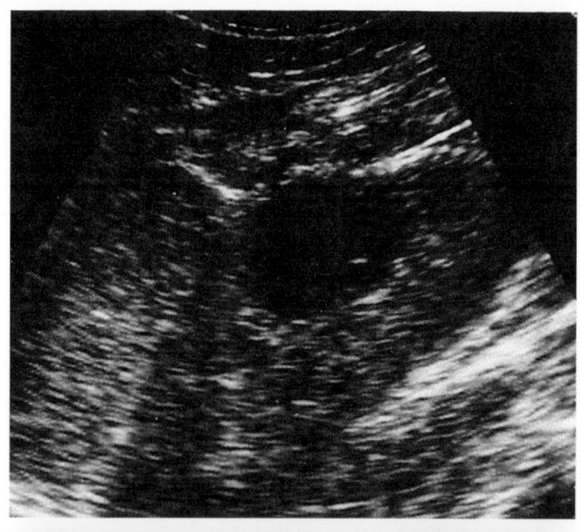

Abb. 59a Milzbuckel.

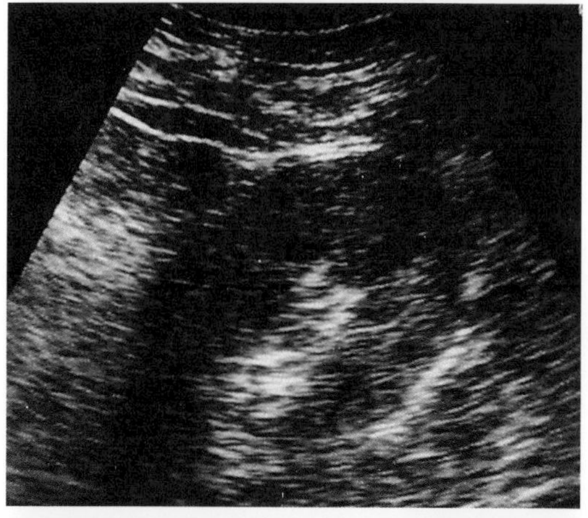

Abb. 59b Milzbuckel.

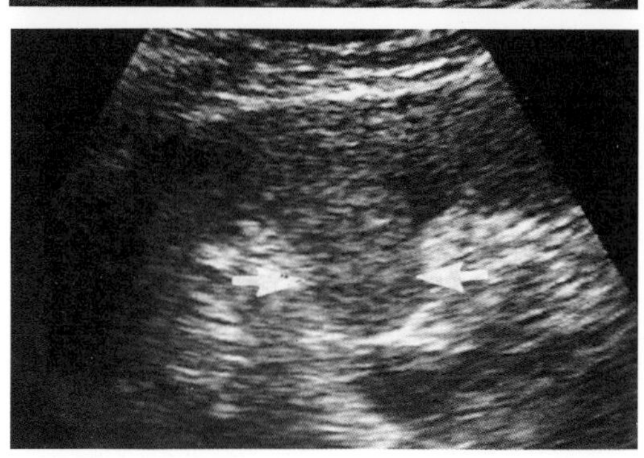

Abb. 59c Bertinische Säule.

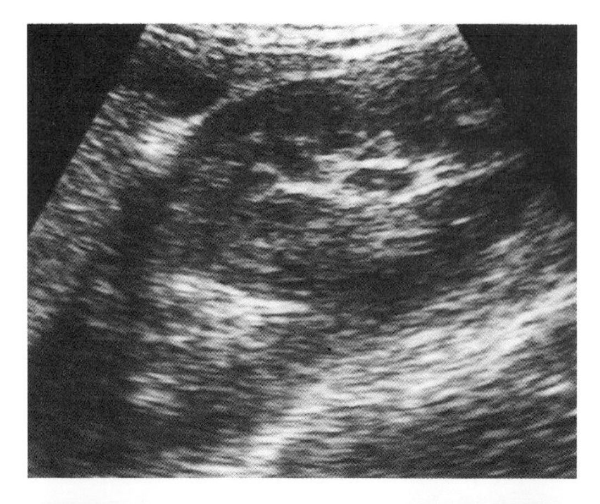

Abb. 59d Bertinische Säule.

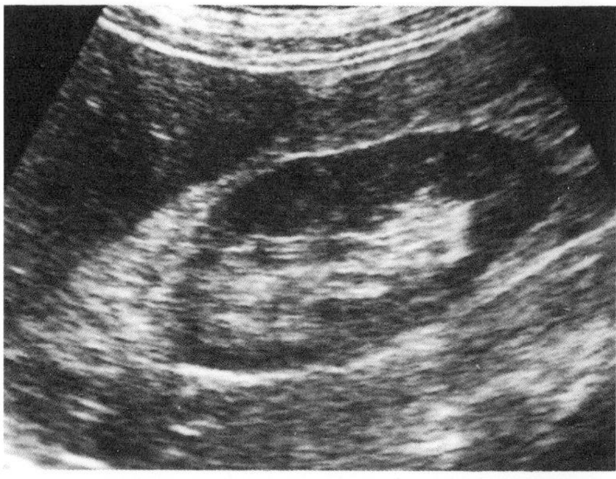

Abb. 59e Perirenales Fett.

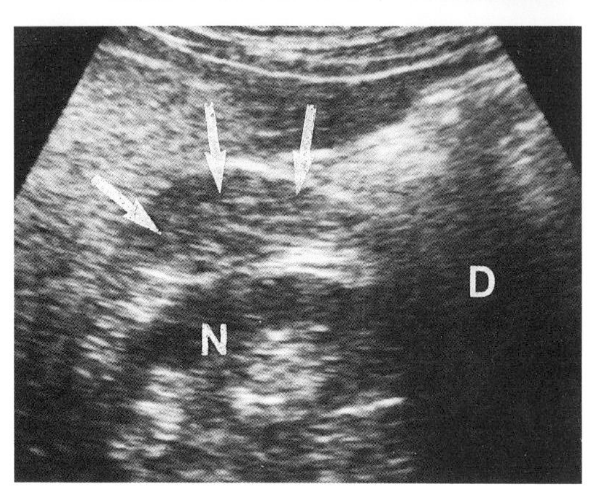

Abb. 59f Perirenales Fett.

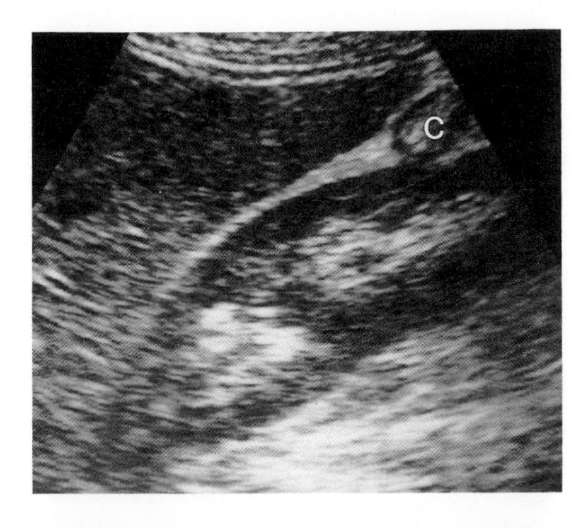

Abb. 59g Partialvolumeneffekt durch Colon (C).

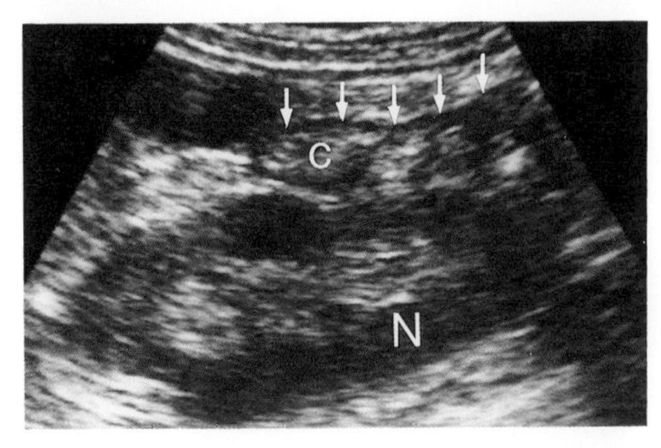

Abb. 59h Partialvolumeneffekt durch Colon (C).

6. »Pitfall«

Frühschwangerschaft

Verwechslungsmöglichkeit

»Uteruszyste«.

Klärung

Schwangerschaftstest!

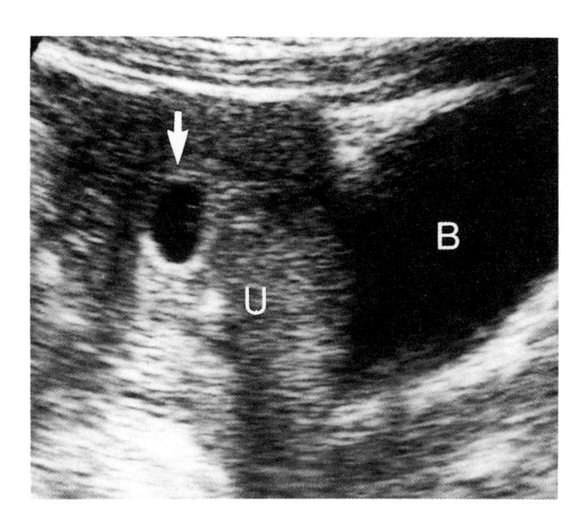

Abb. 60 Uterus bzw. »zystische Läsion« in der 7. Schwangerschaftswoche (= Fruchtblase).

Abkürzungen

B Harnblase
U Uteruskorpus

VII

Übungsskizzen

Es werden zu Übungszwecken jeweils Orientierungspunkte vorgegeben, die ergänzt werden sollen.
Zum Zeichnen sind die auf der letzten Seite des Einbandes eingelegten Übungsfolien (mit Alkohol abwaschbar) zu benutzen!

1 Längsschnitt Bauchaorta

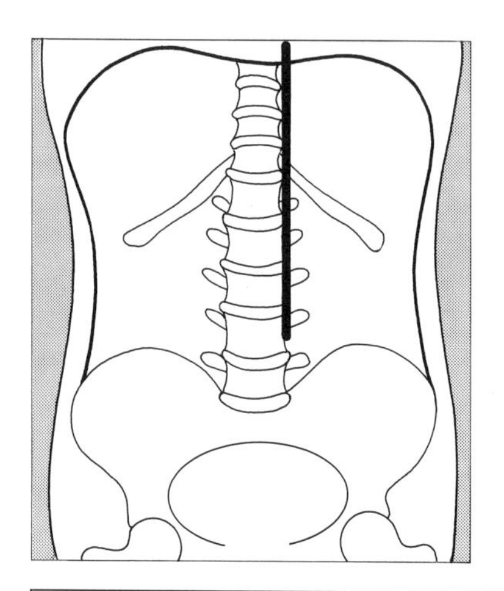

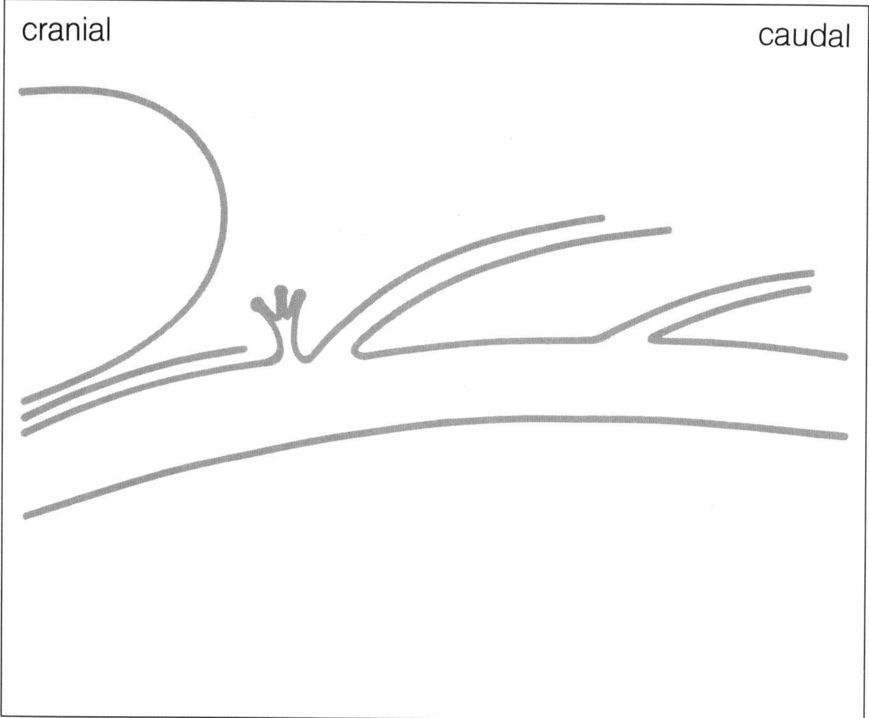

2 Längsschnitt V. cava inferior

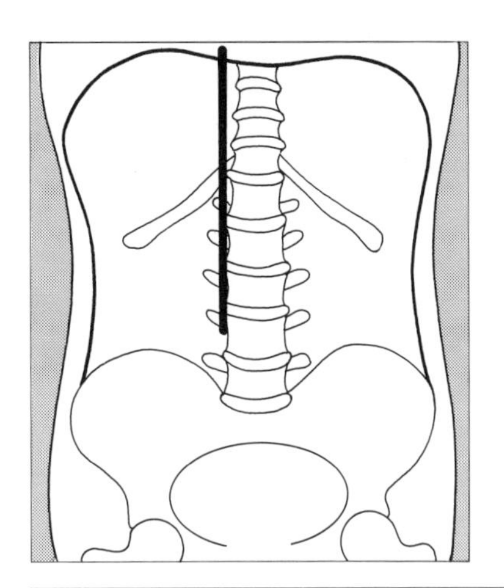

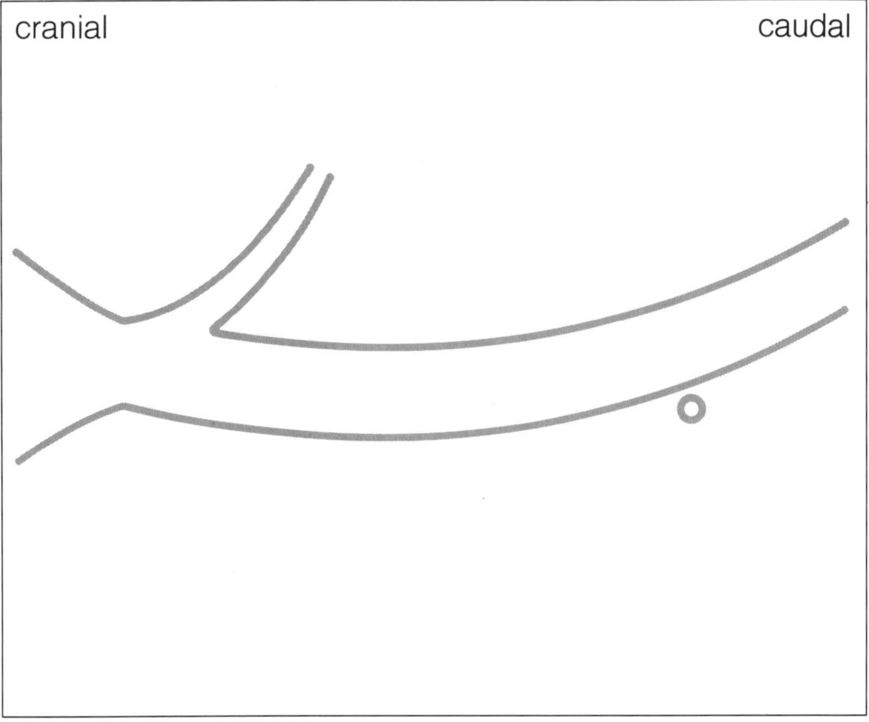

3 Rechter Nierenhilus quer

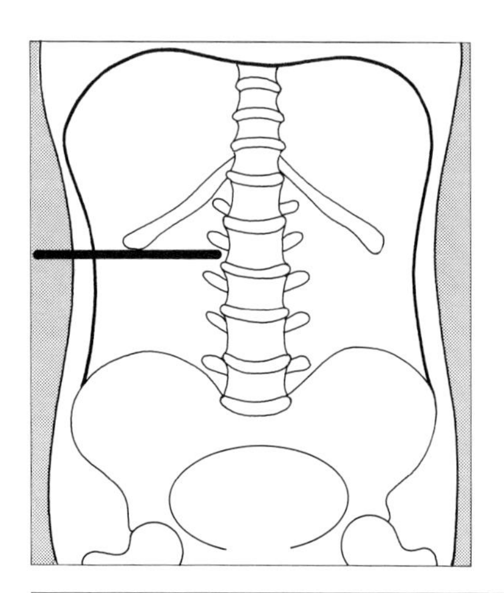

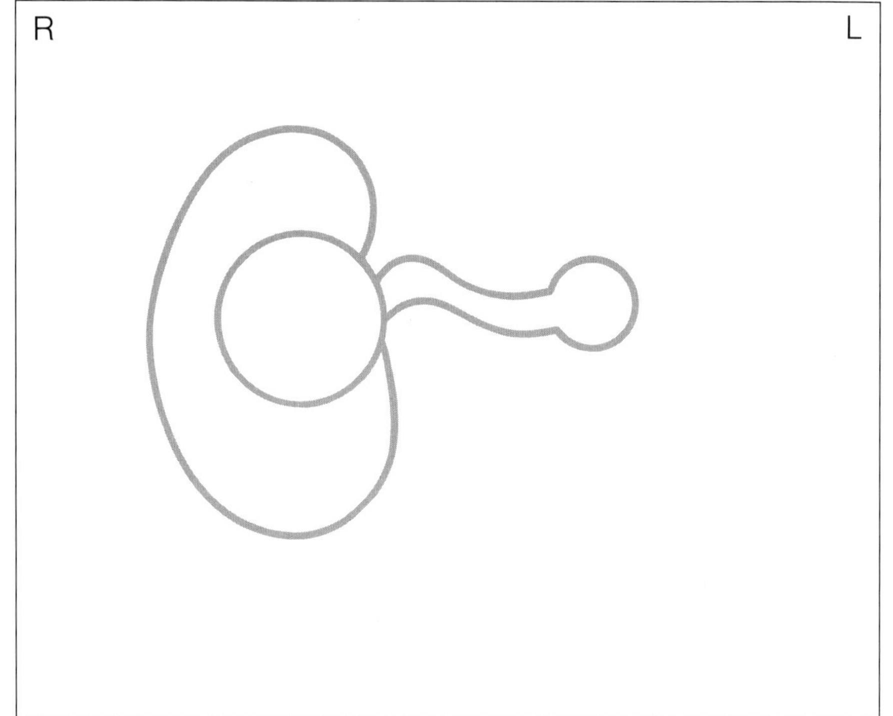

4a »Sonographische« Leberpforte

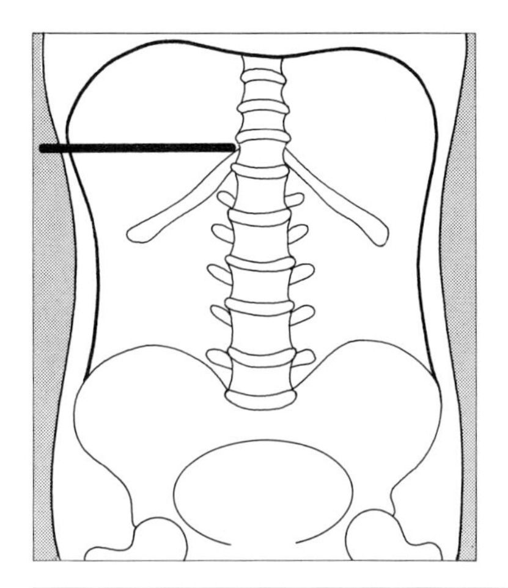

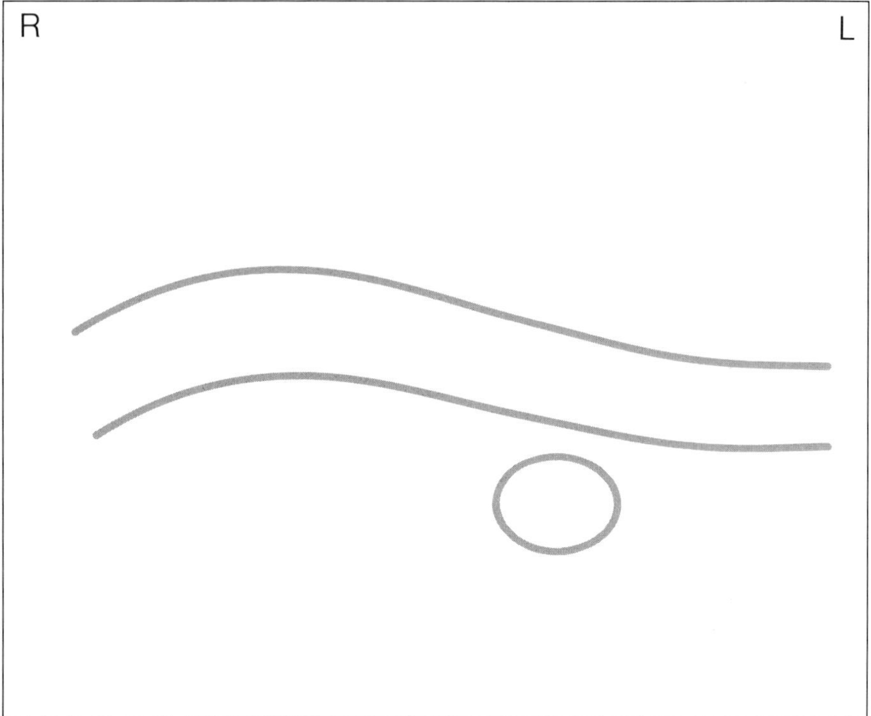

4b Segmente rechter Leberlappen

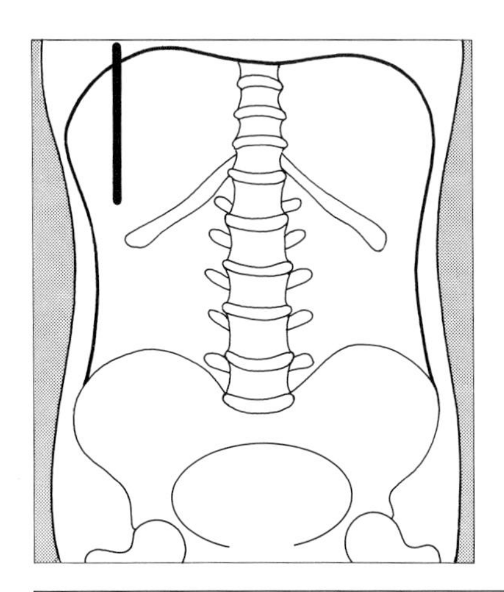

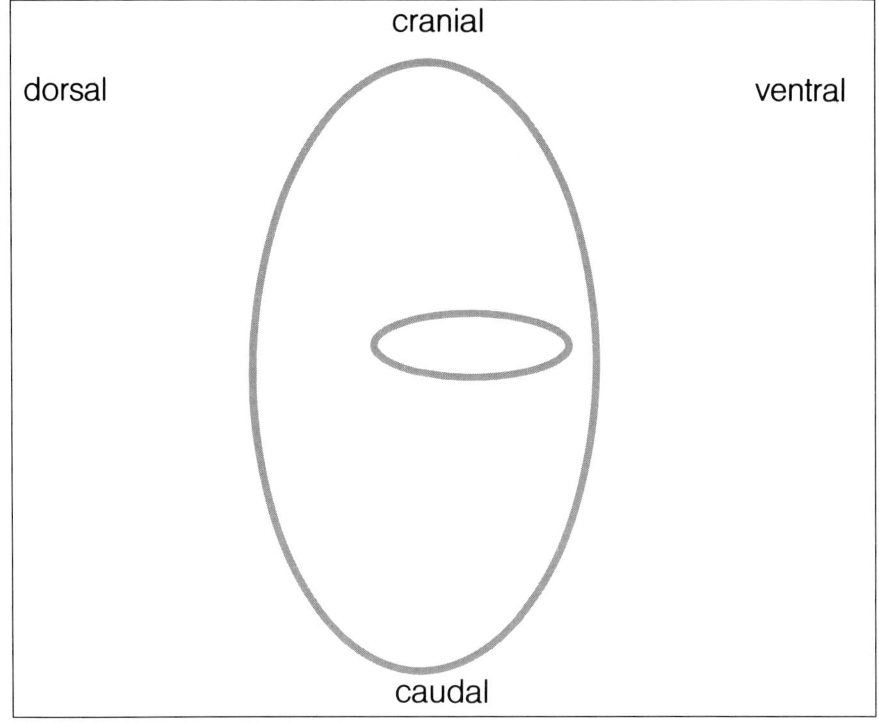

4c Segmente linker Leberlappen

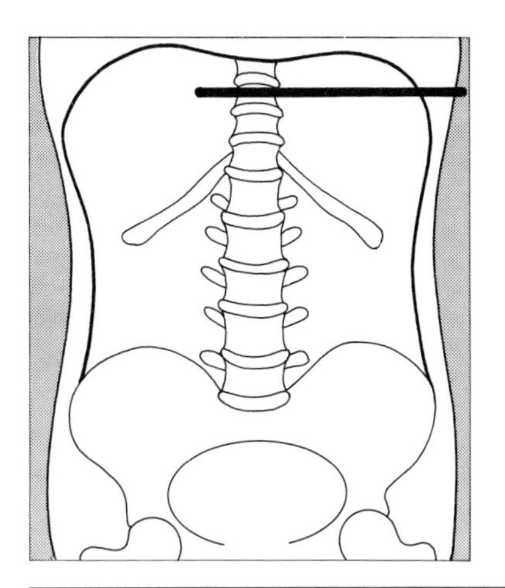

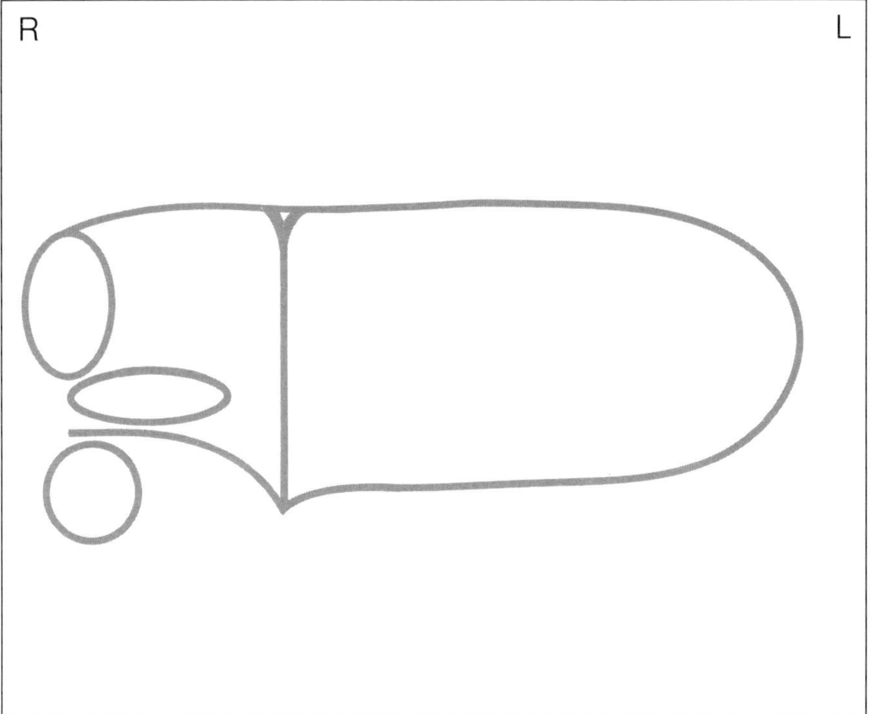

5a Oberrand Pankreaskorpus

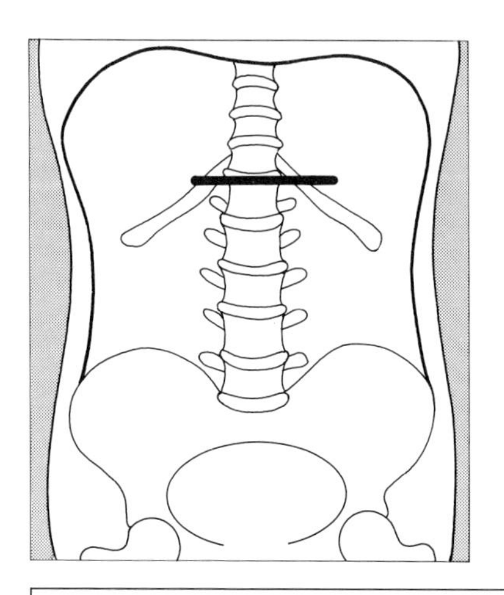

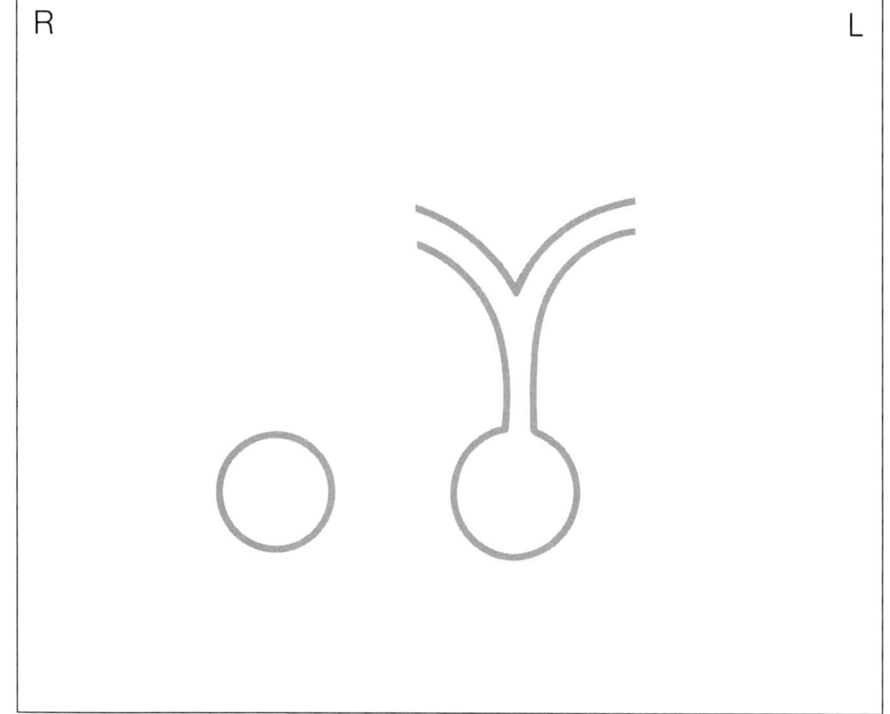

5b Pankreaskorpusloge

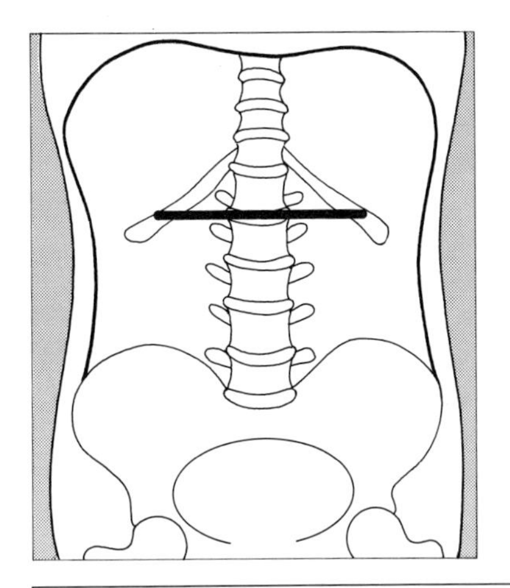

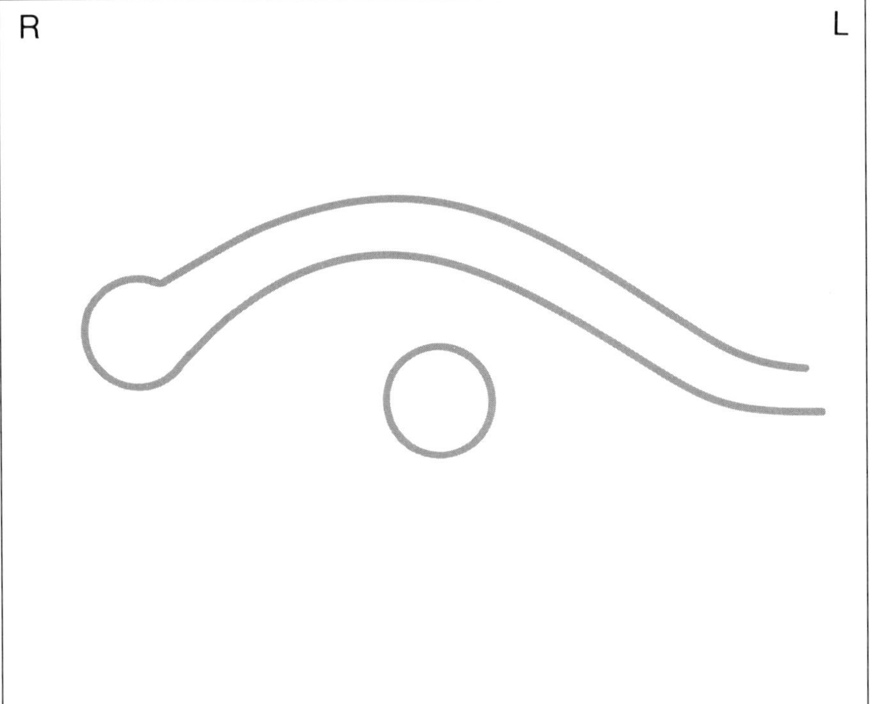

5c Nierenhilus

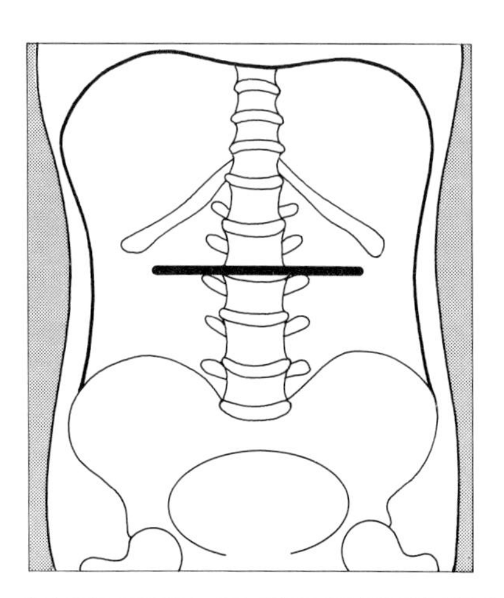

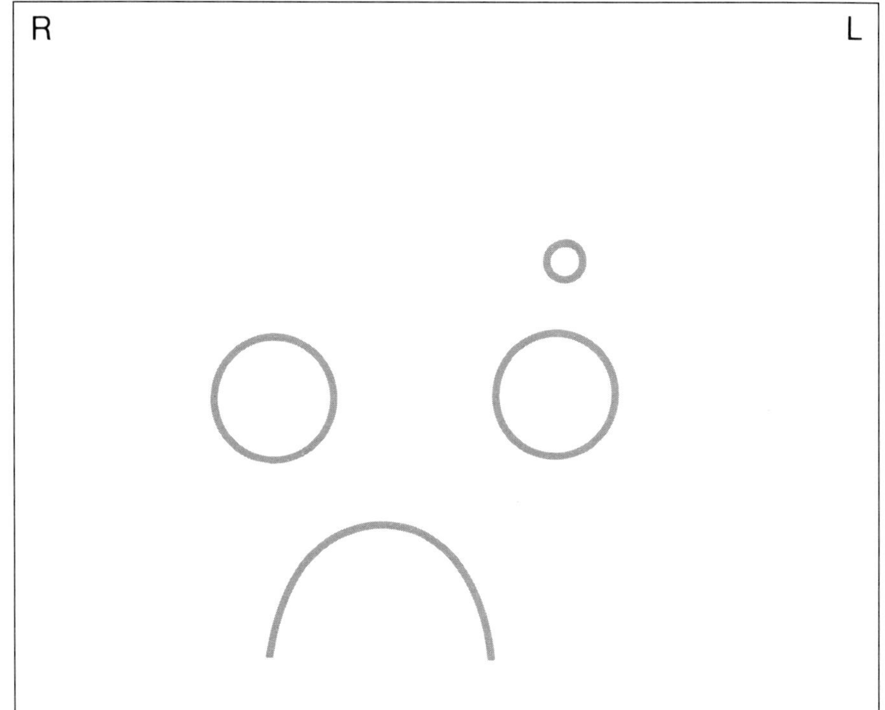

6 Pankreaskopfdreieck

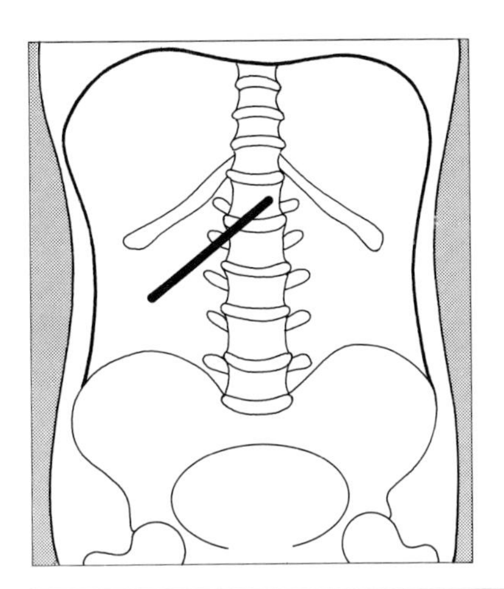

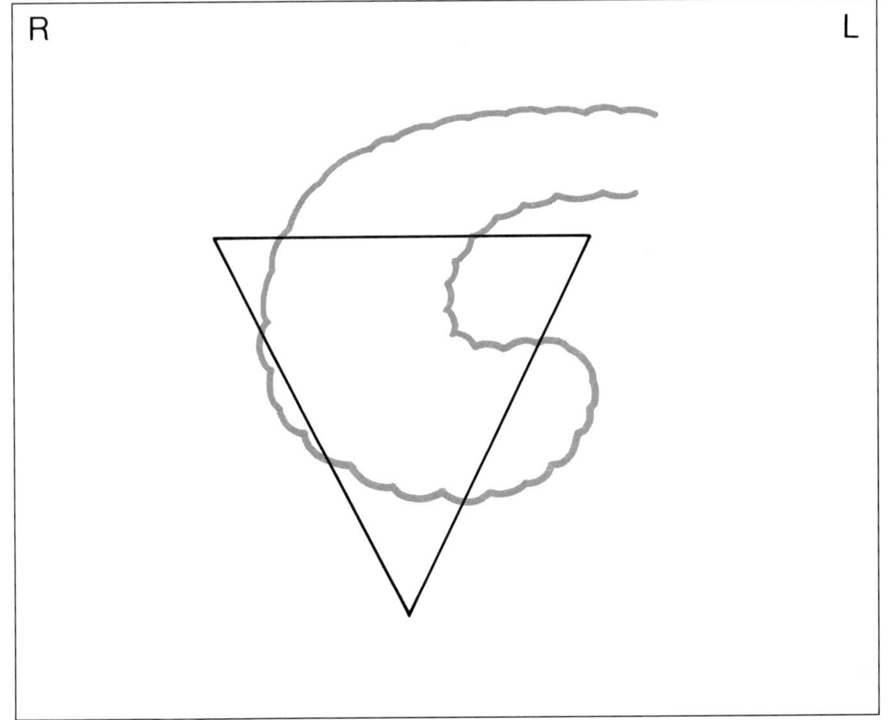

7 Milzhilus

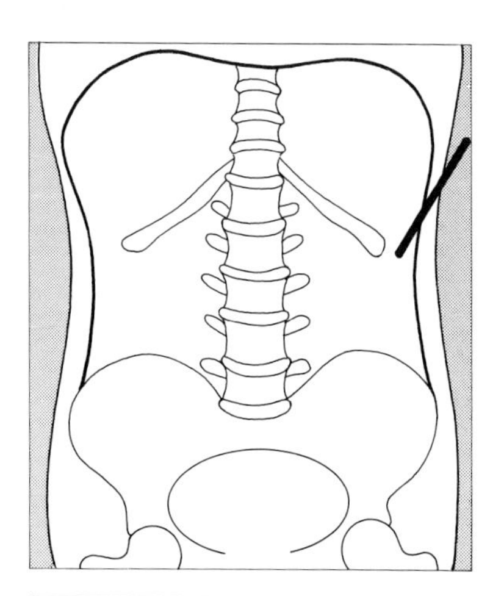

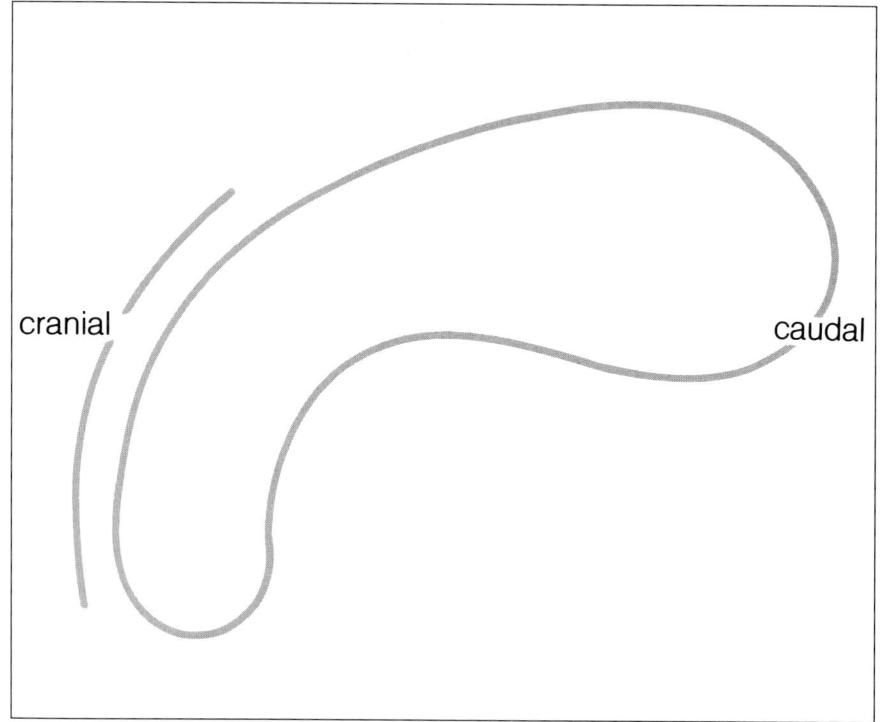

8 Bauchgefäße quer

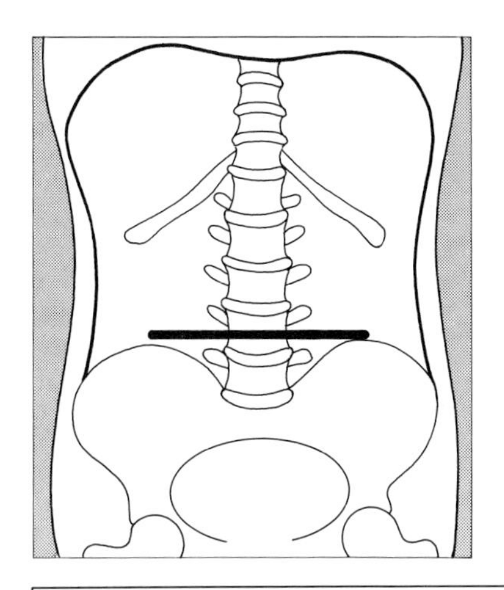

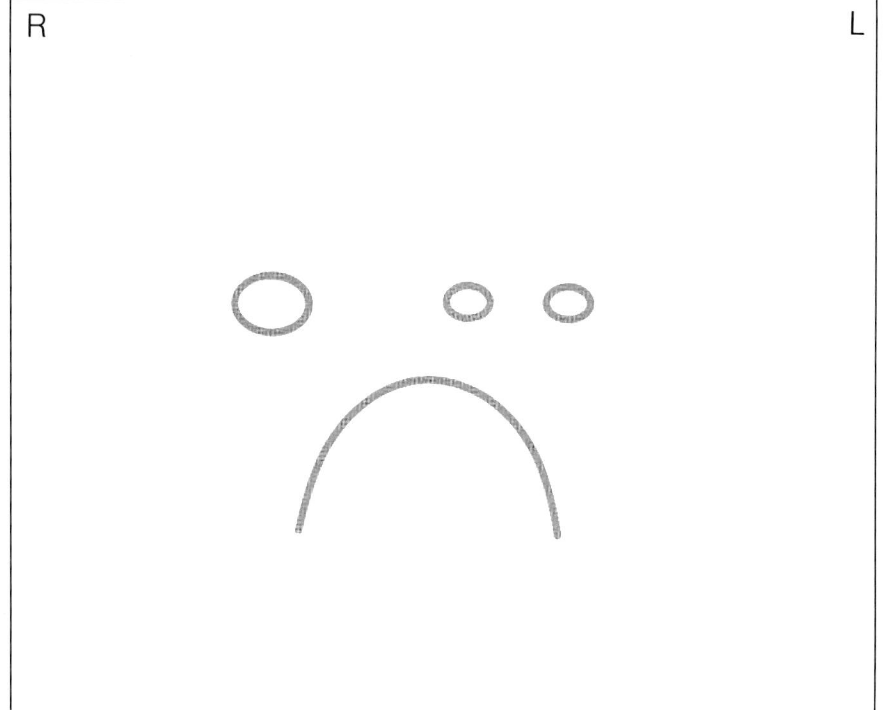

9 Beckenwandgefäße

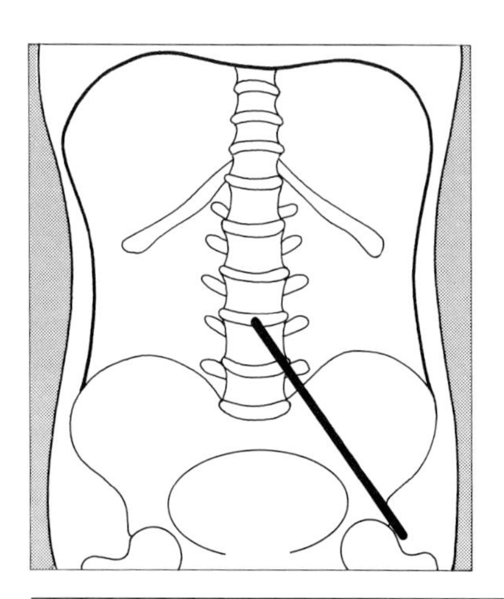

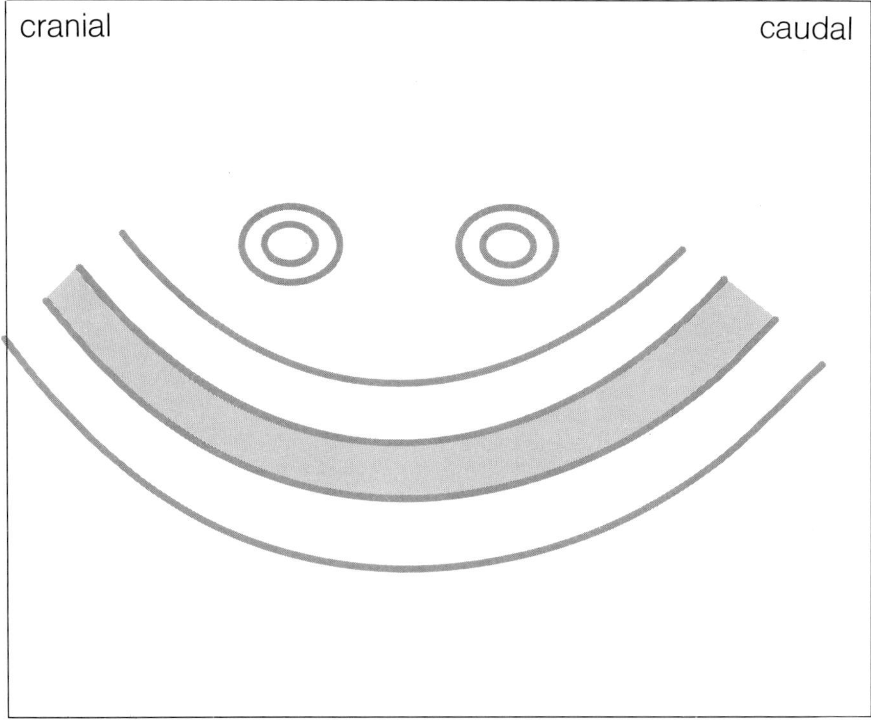

10 Beckenorgane

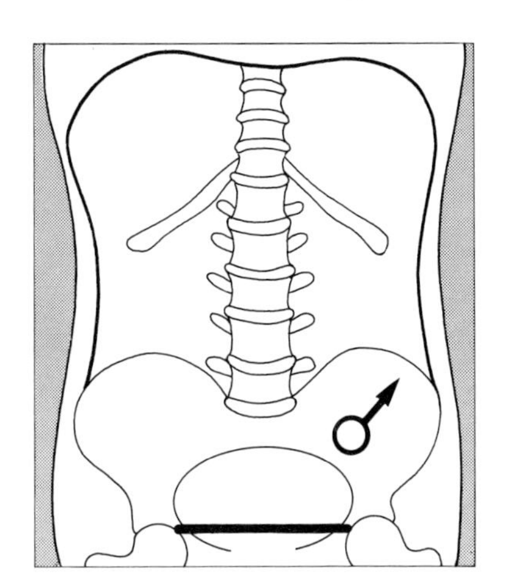

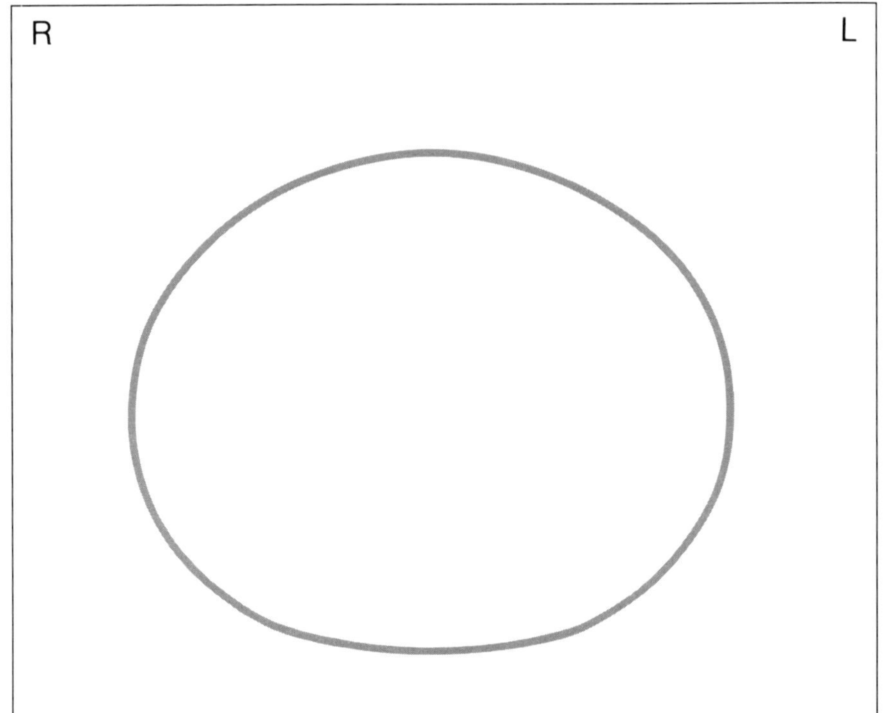

11 Beckenorgane

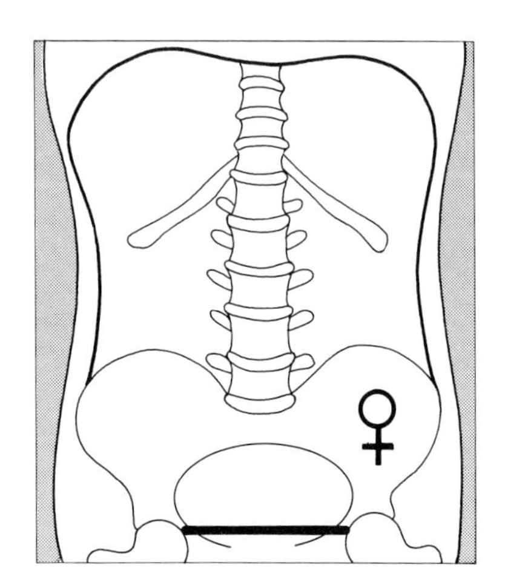

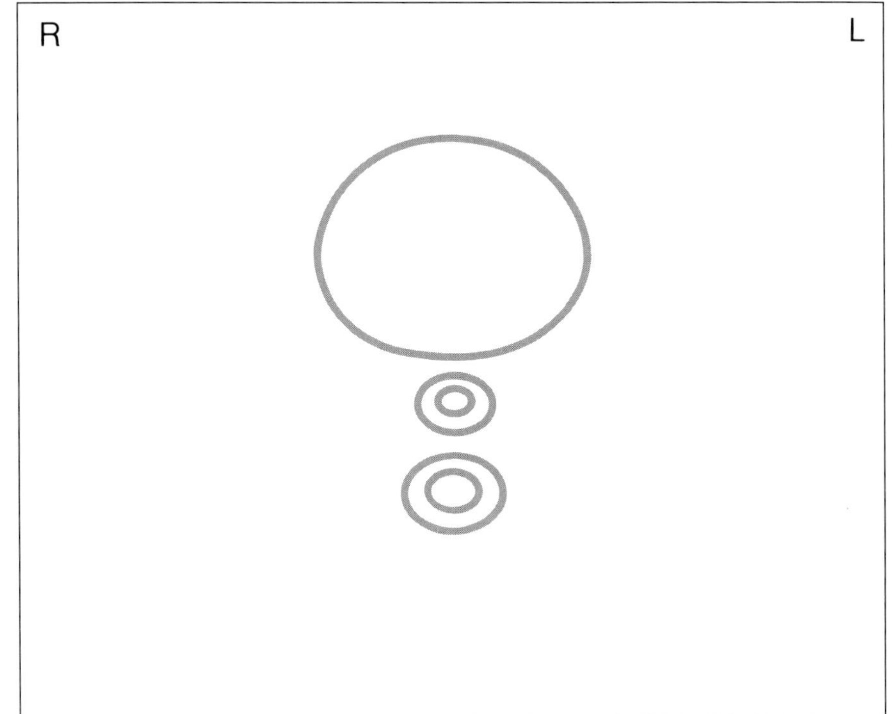

12 Beckenorgane

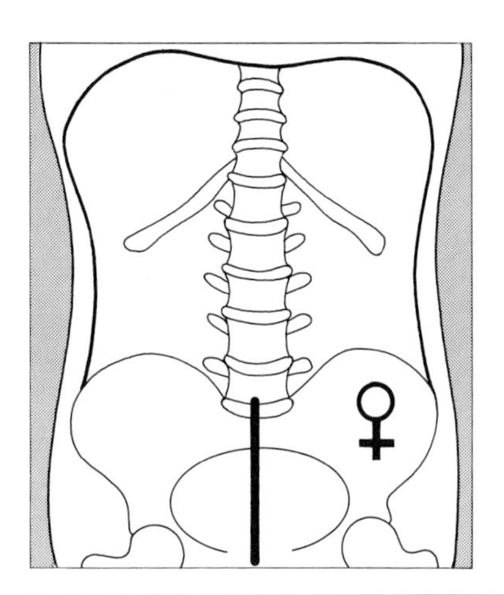

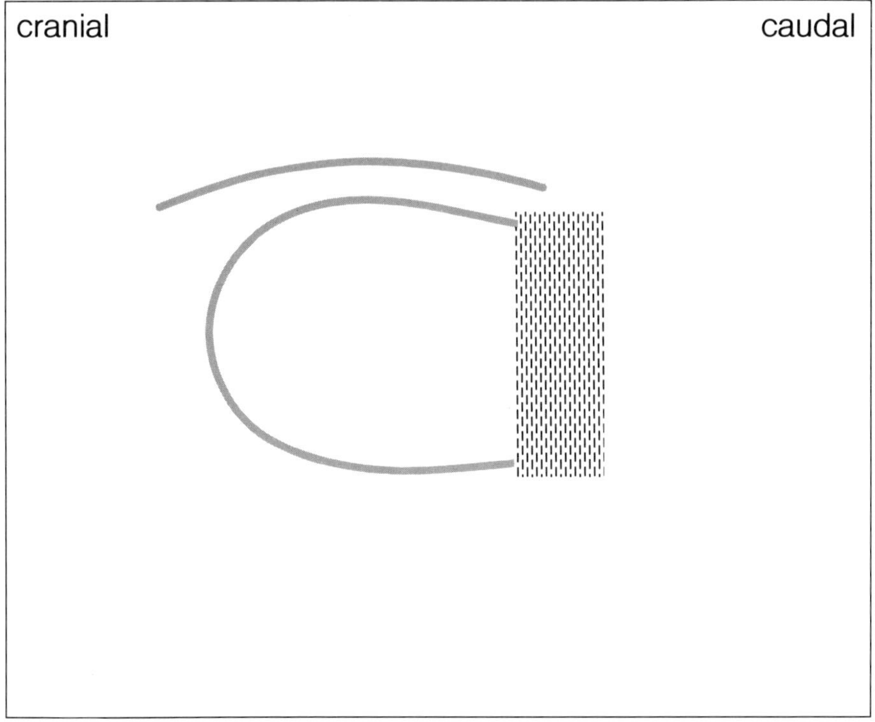

Literaturhinweise

Braun, B., Günther, R., Schwerk, W.: Ultraschalldiagnostik, Lehrbuch u. Atlas, 2. Bd. ecomed Verlag, Landsberg 1990.

Bücheler, E., Friedmann, G., Thelen, M.: Real-time Sonographie des Körpers. Thieme, Stuttgart 1983.

Feneis, H.: Anatomisches Bildwörterbuch: Thieme, Stuttgart 3. Aufl. 1972.

Fischer, P. P.: Quantitative Echographie. Picker International GmbH, München 1986.

Gladisch, R.: Praxis der abdominellen Ultraschalldiagnostik. Schattauer, Stuttgart 1981.

Meyers, M. A.: Dynamic radiology of the abdomen. Springer, New York 1989.

Swobodnik, W., Herrmann, M., Altwein, J. E., Basting, R. F.: Atlas der Ultraschallanatomie. Thieme, Stuttgart 1988.

Weill, F. W.: Ultraschalldiagnostik in der Gastroenterologie. Springer, Heidelberg 1989.

Sachverzeichnis